Lo que debe saber

antes de convertirse en

Auxiliar de enfermería

en

Maternidad y Ginecología

MARTIN STERLING

ÍNDICE

Introducción al departamento de maternidad-ginecología

Trabajar en maternidad y ginecología es un campo apasionante y exigente que requiere habilidades técnicas e interpersonales específicas. Los profesionales que trabajan en este campo son responsables de atender a las mujeres embarazadas, a las parturientas y a las pacientes que sufren patologías ginecológicas.

Su trabajo consiste en prestar atención médica a las pacientes durante todo el embarazo, vigilar la salud de la madre y el bebé durante el parto, proporcionar cuidados posparto y tratar las patologías ginecológicas. También deben ayudar a las pacientes con sus planes de parto, respetando sus elecciones y deseos y garantizando al mismo tiempo su seguridad y la de su bebé.

Los profesionales de la maternidad y la ginecología deben tener una gran disponibilidad y empatía, al tiempo que deben saber gestionar las situaciones de emergencia con rapidez y eficacia. Trabajan en estrecha colaboración con un equipo multidisciplinar formado por obstetras, matronas, auxiliares de enfermería, asistentes de cuidados, psicólogos y trabajadores sociales.

Trabajar en maternidad y ginecología exige un gran rigor y sentido de la responsabilidad, pero también ofrece momentos inolvidables de felicidad cuando nace un bebé. Es una profesión fascinante, que le permite apoyar a las mujeres en uno de los momentos más importantes de su vida.

Los auxiliares sanitarios desempeñan un papel esencial en el cuidado de las pacientes y sus recién nacidos. Este profesional sanitario participa en todo el proceso perinatal, desde el embarazo hasta el alta de la unidad de maternidad. Realizan diversas tareas, como dar la bienvenida a los pacientes, vigilar a los recién nacidos y apoyar a las familias durante los primeros días de vida de su hijo. Los auxiliares sanitarios también deben ser capaces de mostrar psicología y empatía para ayudar a las pacientes a sacar el máximo partido de su embarazo y parto.

Esta profesión exige un alto grado de rigor, organización y adaptabilidad. Esta descripción pone de relieve la importancia de la presencia de auxiliares de enfermería en las salas de maternidad y ginecología, y el papel vital que desempeñan en la atención a las pacientes.

Observación de ciertos signos en ginecología, como dolor, flujo anormal y trastornos menstruales

La observación de los signos en ginecología es esencial para la detección precoz de cualquier problema de salud en una mujer. Esto permite a los profesionales sanitarios realizar un diagnóstico precoz e instaurar un tratamiento eficaz y rápido. De hecho, ciertos signos pueden indicar la presencia de una patología ginecológica que debe tratarse rápidamente para evitar complicaciones graves.

Por ejemplo, puede tratarse de un dolor pélvico crónico, que puede ser un signo de endometriosis, EPI o un tumor ovárico. Si este dolor se ignora, puede dar lugar a complicaciones como adherencias, infertilidad o problemas psicológicos relacionados con el dolor crónico.

El flujo anormal también es un signo importante al que hay que prestar atención. El flujo anormal puede ser un signo de infección vaginal, vaginosis bacteriana, infección por hongos o cáncer de cuello de útero. Si se descuida este flujo, puede provocar complicaciones como infecciones recurrentes, infertilidad o cáncer.

Los trastornos menstruales también deben tenerse en cuenta. Pueden indicar la presencia de una patología como un trastorno hormonal, un tumor ovárico o un fibroma uterino. Si estos trastornos se ignoran, pueden provocar complicaciones como hemorragias abundantes, dolores pélvicos intensos o anemia.

También es importante señalar que los signos ginecológicos también pueden afectar a la salud psicológica de la mujer. El dolor crónico, el flujo anormal y los trastornos menstruales pueden tener un impacto negativo en la calidad de vida, el bienestar y la autoestima de la mujer.

Observar los signos ginecológicos es esencial para la salud y el bienestar de la mujer. Las mujeres deben ser conscientes de la importancia de informar a su médico de cualquier síntoma y someterse a revisiones periódicas con un profesional sanitario para detectar a tiempo cualquier problema de salud. Esto ayudará a prevenir complicaciones y a proporcionar el tratamiento adecuado para mantener una buena salud.

Diferentes tipos de dolor
(pélvico, menstrual, etc.)

Existen diferentes tipos de dolor ginecológico que pueden experimentar las mujeres. El dolor puede estar causado por diversos factores, como desequilibrios hormonales, infecciones, tumores, trastornos digestivos o trastornos musculoesqueléticos. He aquí algunos de los tipos de dolor ginecológico más frecuentes:

• Dolor pélvico: El dolor pélvico es un dolor en la zona de la pelvis, entre el abdomen y las piernas. Este dolor puede estar causado por problemas en el útero, las trompas de Falopio, los ovarios o la vagina. Puede ser agudo o crónico, y puede ser constante o intermitente. Entre las causas habituales del dolor pélvico se encuentran la endometriosis, los fibromas uterinos, la inflamación pélvica, la ovulación, los quistes ováricos y las infecciones.
• Dolor menstrual: El dolor menstrual es el que se produce durante la menstruación y puede sentirse en la parte baja del abdomen, la espalda o las piernas. Puede ser leve o intenso y puede ir acompañado de náuseas, vómitos o dolores de cabeza. Entre las causas habituales del dolor menstrual se encuentran los dolores menstruales, la endometriosis, los fibromas uterinos y la adenomiosis.
• Dolor durante el coito: El dolor durante el coito, también conocido como dispareunia, puede estar causado por infecciones vaginales, trastornos musculoesqueléticos, tumores o problemas hormonales. El dolor puede ser agudo o crónico y puede sentirse durante o después del coito.

13

- Dolor durante el embarazo: El dolor durante el embarazo puede estar causado por problemas como contracciones prematuras, infecciones, tumores, abortos espontáneos o embarazos ectópicos. El dolor puede ser agudo o crónico y puede sentirse en la zona pélvica o en la parte baja de la espalda.

En conclusión, el dolor ginecológico puede tener muchas causas y afectar a la calidad de vida de una mujer. Es importante que las mujeres informen de cualquier dolor a su médico y se sometan a revisiones periódicas para detectar precozmente cualquier problema de salud. Los tratamientos pueden incluir medicación, fisioterapia, cirugía u otras terapias.

Posibles causas del dolor

El dolor ginecológico puede tener muchas causas, desde problemas menores hasta trastornos graves que requieren una intervención médica urgente. He aquí algunas de las causas más comunes de dolor ginecológico:

- Endometriosis: La endometriosis es una enfermedad en la que el tejido que normalmente recubre el interior del útero, llamado endometrio, crece fuera del útero. Esto puede provocar dolor pélvico, dolor durante el coito y hemorragias menstruales abundantes.
- Miomas uterinos: Los miomas uterinos son tumores no cancerosos que se desarrollan en el útero. Pueden provocar dolor pélvico, dolor durante las relaciones sexuales, hemorragias menstruales abundantes y dolor de espalda.
- Quistes ováricos: Los quistes ováricos son sacos llenos de líquido que se desarrollan en o sobre los ovarios. Pueden causar dolor pélvico, dolor durante las relaciones sexuales y hemorragias menstruales irregulares.

- Infecciones ginecológicas: Las infecciones ginecológicas como la vaginosis bacteriana, las infecciones por hongos, las infecciones uterinas y las infecciones de las trompas de Falopio pueden causar dolor pélvico, dolor durante las relaciones sexuales, hemorragias vaginales y flujo vaginal anormal.
- Trastornos menstruales: Los trastornos menstruales como las reglas dolorosas, las menstruaciones abundantes y las hemorragias irregulares pueden causar dolor pélvico y dolor de espalda.
- Embarazo ectópico: Un embarazo ectópico se produce cuando el óvulo fecundado se desarrolla fuera del útero, normalmente en una trompa de Falopio. Esto puede provocar un dolor pélvico intenso, hemorragias vaginales y mareos.
- Tumores: Los tumores, ya sean benignos o malignos, pueden desarrollarse en el útero, los ovarios o el cuello uterino. Pueden causar dolor pélvico, dolor durante las relaciones sexuales, hemorragia vaginal y flujo vaginal anormal.
-

Es importante que las mujeres informen a su médico de cualquier dolor o síntoma para que pueda llevarse a cabo una evaluación completa que determine la causa subyacente. El tratamiento dependerá de la causa del dolor y puede incluir medicación, fisioterapia, cirugía u otras terapias.

Pruebas diagnósticas del dolor en ginecología

Cuando una mujer se queja de dolor ginecológico, es importante que su médico le realice un examen físico completo, incluido un examen pélvico, para identificar cualquier anomalía física que pueda estar causando el dolor. Sin embargo, en algunos casos, pueden ser necesarias pruebas diagnósticas adicionales para establecer un diagnóstico preciso y ayudar a determinar el tratamiento adecuado. Estas son algunas de las pruebas diagnósticas más utilizadas para el dolor ginecológico:

- Ecografía pélvica: Una ecografía pélvica utiliza ondas sonoras para crear imágenes del útero, los ovarios y las trompas de Falopio. Esto puede ayudar a identificar quistes ováricos, fibromas uterinos y otras anomalías que pueden causar dolor pélvico.
- Histerosalpingografía: Una histerosalpingografía es una prueba de imagen que utiliza un medio de contraste para visualizar el tracto genital superior, incluidos el útero y las trompas de Falopio. Esto puede ayudar a diagnosticar problemas como obstrucciones tubáricas, fibromas uterinos y quistes ováricos.
- Laparoscopia: Una laparoscopia es un procedimiento quirúrgico que utiliza un pequeño tubo provisto de una cámara para ver el interior del abdomen y la pelvis. Puede utilizarse para diagnosticar endometriosis, fibromas uterinos, quistes ováricos y otras afecciones ginecológicas.
- RM pélvica: La RM pélvica utiliza ondas de radio y un campo magnético para crear imágenes detalladas del útero, los ovarios y las trompas de Falopio. Puede utilizarse para diagnosticar fibromas uterinos, quistes ováricos y otras anomalías pélvicas.
- Biopsia: Una biopsia consiste en tomar una pequeña muestra de tejido para examinarla al microscopio. Puede utilizarse para diagnosticar tumores, infecciones u otras afecciones ginecológicas.

En conclusión, es importante que las mujeres informen a su médico de cualquier síntoma de dolor o molestia, de modo que puedan realizarse las pruebas diagnósticas adecuadas para establecer un diagnóstico preciso y determinar el tratamiento más eficaz. También es importante que las mujeres se sometan a revisiones ginecológicas periódicas para detectar cualquier anomalía antes de que se convierta en un problema mayor.

Tipos de vertidos anómalos
(color, olor, cantidad, etc.)

El flujo vaginal es un fenómeno normal para las mujeres y varía en función de su ciclo menstrual. Sin embargo, un flujo vaginal anormal puede indicar un problema de salud subyacente. El flujo vaginal anormal puede variar en color, olor, consistencia y cantidad. He aquí algunos tipos de flujo vaginal anormal:

- Flujo blanco espeso y grumoso: Un flujo vaginal blanco espeso y grumoso puede ser un signo de infección por hongos. Las infecciones por hongos están causadas por el crecimiento excesivo de un tipo de hongo llamado Candida, que puede provocar picor y ardor.
- Flujo marrón: El flujo vaginal marrón puede ser un signo de implantación del óvulo fecundado, es decir, de embarazo. Sin embargo, también puede ser un signo de hemorragia debida a lesiones cervicales, pólipos u otros problemas.
- Flujo gris o verde: El flujo vaginal gris o verde puede ser un signo de infección bacteriana vaginal. La infección bacteriana vaginal está causada por un desequilibrio de las bacterias naturales presentes en la vagina.
- Flujo maloliente: El flujo vaginal maloliente puede ser un signo de infección bacteriana vaginal, vaginosis bacteriana u otras infecciones. El mal olor puede describirse como un olor a pescado podrido.
- Flujo abundante: El flujo vaginal abundante puede ser un signo de vaginosis bacteriana, infección por hongos u otras infecciones.

Es importante tener en cuenta que no todo flujo vaginal anormal es signo de infección o de otro problema de salud subyacente. Sin embargo, si el flujo vaginal anormal va acompañado de picor, ardor, dolor u otros síntomas, es importante consultar a un médico para obtener un diagnóstico preciso y un tratamiento adecuado. Las mujeres también deben someterse a revisiones ginecológicas periódicas para detectar cualquier posible problema de salud antes de que se convierta en un problema mayor.

Posibles causas de pérdidas anormales

El flujo vaginal anormal puede estar causado por una serie de afecciones ginecológicas, como infecciones, enfermedad inflamatoria pélvica, fibromas uterinos, quistes ováricos, pólipos cervicales, cáncer, etc. Estas son algunas de las posibles causas del flujo anormal:

- Infecciones vaginales: Las infecciones vaginales son una de las principales causas del flujo vaginal anormal. Entre las infecciones más comunes se encuentran las infecciones por hongos, las infecciones bacterianas vaginales y las infecciones de transmisión sexual como la clamidia, la gonorrea, el herpes genital y la tricomoniasis.
- Enfermedad inflamatoria pélvica (EIP): La EPI es una infección bacteriana del útero, las trompas de Falopio o los ovarios. Los síntomas más comunes son dolor abdominal, flujo vaginal anormal y hemorragia vaginal anormal.
- Miomas uterinos: Los miomas uterinos son tumores benignos que se desarrollan en el útero. Los síntomas más comunes son menstruaciones abundantes, dolor abdominal, dolor durante las relaciones sexuales y flujo vaginal anormal.
- Quistes ováricos: Los quistes ováricos son sacos llenos de líquido que se desarrollan en o sobre los ovarios. Los síntomas más frecuentes son dolor abdominal, dolor durante las relaciones sexuales, dolor durante la menstruación y flujo vaginal anormal.
- Pólipos cervicales: Los pólipos cervicales son crecimientos benignos en el cuello uterino. Los síntomas

suelen incluir flujo vaginal anormal, sangrado vaginal entre periodos y sangrado después del coito.
- Cáncer: El cáncer de cuello uterino, ovario o útero puede provocar un flujo vaginal anormal. Otros síntomas pueden ser dolor abdominal, sangrado vaginal anormal, dolor durante las relaciones sexuales y dolor durante la menstruación.

Es importante consultar a un médico si experimenta un flujo vaginal anormal para determinar la causa subyacente. Su médico puede realizarle pruebas para identificar la causa subyacente y prescribirle el tratamiento adecuado.

Pruebas de diagnóstico del flujo anormal en ginecología

Cuando consulte a un médico por un flujo vaginal anormal, es probable que le prescriba una serie de pruebas diagnósticas para determinar la causa subyacente. He aquí algunas de las pruebas más comunes utilizadas para diagnosticar el flujo anormal en ginecología:

- Examen pélvico: El examen pélvico es una parte importante de la evaluación del flujo vaginal anormal. Durante el examen, el médico examinará los genitales externos e internos para detectar cualquier anomalía o signo de infección.
- Pruebas de laboratorio: Las pruebas de laboratorio pueden utilizarse para identificar infecciones bacterianas o fúngicas subyacentes. A menudo se realiza un frotis vaginal para identificar infecciones por hongos o bacterias, mientras que puede recomendarse una prueba de detección de infecciones de transmisión sexual si se sospecha una infección de este tipo.
- Ecografía pélvica: La ecografía pélvica es una prueba médica de imagen que utiliza ondas sonoras para

producir imágenes de los órganos pélvicos. Este examen puede utilizarse para identificar quistes ováricos, fibromas uterinos u otras anomalías estructurales que podrían causar un flujo vaginal anormal.

- Histeroscopia: Una histeroscopia es un examen que observa el interior del útero mediante un pequeño instrumento óptico llamado histeroscopio. Este procedimiento puede ayudar a identificar pólipos cervicales o fibromas uterinos que puedan estar causando un flujo vaginal anormal.
- Biopsia: Una biopsia es un procedimiento en el que se toma una pequeña muestra de tejido de una zona sospechosa para examinarla al microscopio. Este procedimiento puede utilizarse para identificar el cáncer de cuello uterino u otras afecciones que puedan estar causando un flujo vaginal anormal.

Es importante que discuta con su médico qué pruebas diagnósticas son las más apropiadas para su situación individual. Su médico podrá explicarle cada prueba en detalle y darle una idea de lo que puede esperar. Si tiene alguna duda o pregunta sobre las pruebas diagnósticas, no dude en hablar con su médico.

Los diferentes tipos de problemas menstruales (ausencia, irregularidad, abundancia, etc.)

La menstruación es una parte natural del ciclo menstrual de la mujer, que dura de 2 a 7 días por término medio. Sin embargo, es habitual que los periodos varíen en duración, frecuencia, intensidad y dolor de una mujer a otra. Algunos tipos de trastornos menstruales son:

- Ausencia de periodos: La ausencia de periodos, también conocida como amenorrea, puede deberse a diversos factores, como el embarazo, la lactancia, la menopausia precoz, el estrés, el sobrepeso o la desnutrición.

- Períodos irregulares: Los períodos irregulares son frecuentes en las mujeres adolescentes y premenopáusicas. Pueden deberse a factores como fluctuaciones hormonales, trastornos tiroideos, insuficiencia ovárica primaria, tumores ováricos, trastornos alimentarios y estrés.
- Reglas abundantes: Las reglas abundantes, también conocidas como menorragia, se caracterizan por un sangrado excesivo que puede durar más de 7 días o requerir un cambio de tampón o compresa cada hora. Las causas pueden incluir fibromas uterinos, pólipos, quistes ováricos, trastornos de la coagulación sanguínea, enfermedades tiroideas y desequilibrios hormonales.
- Períodos dolorosos: Los períodos dolorosos, también conocidos como dismenorrea, se caracterizan por un dolor abdominal bajo que puede ir de leve a intenso. Las causas pueden ser los dolores menstruales normales, los fibromas uterinos, los quistes ováricos, la endometriosis y la enfermedad inflamatoria pélvica.
- Síndrome premenstrual (SPM): El SPM es un grupo de síntomas que suelen aparecer antes del periodo y que pueden incluir hinchazón, dolores de cabeza, cambios de humor, dolor muscular y sensibilidad en los senos.

Es importante consultar a un médico si experimenta trastornos menstruales, ya que puede ser un signo de una enfermedad subyacente que requiera tratamiento médico. Su médico puede recomendarle tratamientos como medicación, terapia hormonal, cirugía o un cambio en la dieta y el estilo de vida para tratar los trastornos menstruales.

Posibles causas de los trastornos menstruales

Los trastornos menstruales pueden tener diversas causas, que pueden ser fisiológicas o patológicas. Algunas de las posibles causas de los trastornos menstruales son :

21

- Fluctuaciones hormonales: Las fluctuaciones hormonales pueden ser una causa frecuente de trastornos menstruales. Las hormonas reproductivas, como el estrógeno y la progesterona, desempeñan un papel importante en el ciclo menstrual. Los niveles hormonales pueden variar en función de la edad, el peso, la dieta, el estrés y otros factores. Un aumento o una disminución de las hormonas puede afectar al ciclo menstrual.
- Trastornos tiroideos: Los trastornos tiroideos, como el hipotiroidismo o el hipertiroidismo, pueden afectar a la regularidad de la menstruación. La tiroides regula el metabolismo del cuerpo, incluida la regulación de las hormonas sexuales.
- Miomas uterinos: Los miomas uterinos son tumores benignos que se desarrollan en el tejido muscular del útero. Pueden provocar dolor y hemorragias abundantes durante la menstruación.
- Endometriosis: La endometriosis es una enfermedad en la que el tejido que normalmente recubre el interior del útero crece fuera de él, provocando fuertes dolores menstruales y hemorragias abundantes.
- Pólipos uterinos: Los pólipos uterinos son crecimientos benignos que se desarrollan en el revestimiento interno del útero. Pueden provocar hemorragias abundantes e irregulares.
- Trastornos de la coagulación sanguínea: Los trastornos de la coagulación sanguínea, como la enfermedad de Von Willebrand, pueden provocar hemorragias abundantes durante la menstruación.
- Estrés: El estrés crónico puede afectar al ciclo menstrual al alterar las hormonas reproductivas.
- Medicamentos: Ciertos medicamentos, como los anticonceptivos orales, pueden afectar a la regularidad de la menstruación.

Es importante consultar a un médico si experimenta trastornos menstruales, ya que puede ser un signo de una enfermedad subyacente que requiera tratamiento médico.

Su médico puede recomendarle pruebas diagnósticas para determinar la causa de sus problemas menstruales y prescribirle el tratamiento adecuado.

Pruebas diagnósticas de los trastornos menstruales en ginecología

Las pruebas de diagnóstico de los trastornos menstruales en ginecología pueden variar en función de la causa subyacente de la afección. Las pruebas más comunes utilizadas para diagnosticar los trastornos menstruales incluyen :

- Ecografía pélvica: La ecografía pélvica es una prueba de imagen que utiliza ondas sonoras para crear imágenes de los órganos pélvicos, incluidos el útero y los ovarios. Puede ayudar a identificar anomalías estructurales como fibromas uterinos, pólipos y quistes ováricos.
- Análisis de sangre: Puede realizarse un análisis de sangre para comprobar los niveles de hormonas reproductivas como el estrógeno, la progesterona y la hormona luteinizante. Unos niveles anormales de estas hormonas pueden indicar fluctuaciones hormonales o problemas de tiroides.
- Biopsia endometrial: Una biopsia endometrial es una prueba en la que se extrae una pequeña muestra de tejido endometrial para examinarla. Esto puede ayudar a diagnosticar afecciones como la hiperplasia endometrial o el cáncer de endometrio.
- Histeroscopia: Una histeroscopia es un procedimiento que utiliza un pequeño endoscopio para examinar el interior del útero. Este procedimiento puede ayudar a diagnosticar anomalías estructurales, como pólipos uterinos y fibromas.
- Prueba de coagulación sanguínea: Si se sospecha de una afección de coagulación sanguínea, puede realizarse

una prueba de coagulación sanguínea para comprobar si la sangre coagula con normalidad.

- IRM pélvica: La IRM pélvica es una prueba de diagnóstico por imagen que utiliza ondas magnéticas para crear imágenes detalladas de los órganos pélvicos. Esto puede ayudar a identificar anomalías estructurales y problemas en los tejidos.

El tratamiento de los trastornos menstruales dependerá de la causa subyacente de la afección. Si se identifica una afección subyacente, el tratamiento puede incluir medicación, cirugía u otros tratamientos. Es importante consultar a un médico si sufre trastornos menstruales para recibir un diagnóstico adecuado y un tratamiento eficaz.

La importancia de consultar a un profesional sanitario en caso de dolor, flujo anormal o problemas menstruales.

Es importante consultar a un profesional sanitario si experimenta dolor, flujo anormal o trastornos menstruales en ginecología. Mientras que algunos dolores, flujos o trastornos menstruales pueden ser benignos, otros pueden ser signo de un problema de salud más grave.

La consulta con un profesional sanitario puede ayudar a identificar las causas subyacentes de los síntomas y proporcionar el tratamiento adecuado. Si se ignoran o descuidan los síntomas, puede producirse un deterioro de la salud o la progresión de la enfermedad subyacente.

Por ejemplo, el dolor pélvico puede ser signo de una infección, un quiste ovárico o endometriosis. Un flujo vaginal anormal puede ser signo de una infección bacteriana o fúngica. Los trastornos menstruales pueden ser un signo de enfermedad tiroidea, desequilibrio hormonal o una enfermedad subyacente como el cáncer.

Los profesionales sanitarios también pueden ayudar a asesorar sobre el control del dolor, los cambios en el estilo de vida para mejorar la salud y las opciones de tratamiento para las enfermedades subyacentes. Además, los profesionales sanitarios pueden ayudar a prevenir el contagio de infecciones de transmisión sexual y proporcionar consejos sobre salud sexual.

En última instancia, consultar a un profesional sanitario puede ayudar a mejorar la calidad de vida de las pacientes y prevenir posibles complicaciones relacionadas con los síntomas ginecológicos. Es importante que informe a su médico lo antes posible de cualquier síntoma de dolor, flujo vaginal anormal o trastornos menstruales para que pueda recibir una evaluación y un tratamiento adecuados.

Posibles tratamientos para estos síntomas

Los posibles tratamientos de los síntomas ginecológicos, como el dolor, el flujo vaginal anormal y los trastornos menstruales, dependen de las causas subyacentes de los síntomas.

Para el dolor pélvico, las opciones de tratamiento pueden incluir analgésicos, antiinflamatorios no esteroideos (AINE), relajantes musculares o anticonceptivos hormonales para regular las hormonas. En caso de infección, pueden recetarse antibióticos o antifúngicos. En caso de endometriosis o quistes ováricos, pueden ser necesarios fármacos hormonales o cirugía.

El tratamiento del flujo vaginal anormal también depende de la causa subyacente. Las infecciones bacterianas pueden tratarse con antibióticos, mientras que las infecciones fúngicas pueden tratarse con antifúngicos. El flujo vaginal anormal causado por desequilibrios hormonales puede tratarse con hormonas, mientras que el causado por tumores o cáncer puede requerir cirugía.

Los posibles tratamientos para los trastornos menstruales incluyen fármacos reguladores hormonales, anticonceptivos orales, DIU (dispositivos intrauterinos) o cirugía si los trastornos están causados por tumores o cáncer.
Es importante destacar que el tratamiento depende de la causa subyacente de los síntomas. Por lo tanto, es crucial consultar a un profesional sanitario para obtener un diagnóstico preciso y un tratamiento adecuado.

Además de los tratamientos médicos, los cambios en el estilo de vida también pueden ayudar a mejorar los síntomas. Por ejemplo, los ejercicios de fortalecimiento de los músculos pélvicos pueden ayudar a reducir el dolor pélvico, mientras que la reducción del estrés puede ayudar a regular las hormonas y mejorar los trastornos menstruales. Los cambios en la dieta y el estilo de vida también pueden ayudar a prevenir infecciones y mejorar la salud en general.

Las opciones de tratamiento para los síntomas ginecológicos dependen de la causa subyacente de los síntomas. Es importante consultar a un profesional sanitario para obtener un diagnóstico preciso y un tratamiento adecuado, así como adoptar cambios saludables en el estilo de vida para mejorar la salud en general.

Exploración del aparato reproductor, con explicaciones sobre ecografía y endoscopia, exámenes radiológicos y pruebas biológicas.

El examen del aparato genital es una etapa importante en el diagnóstico y seguimiento de las patologías ginecológicas. Consiste en un examen para observar y analizar los órganos genitales de la mujer, como el útero, los ovarios, el cuello uterino y la vagina. Puede realizarse como parte de un examen clínico rutinario o en caso de síntomas anormales como dolor, hemorragia o flujo inusual.

Es importante subrayar que la exploración del aparato genital debe ser realizada por un profesional sanitario formado y competente en el campo de la ginecología. También pueden prescribirse exámenes complementarios como ecografías, endoscopias y pruebas radiológicas y biológicas para confirmar el diagnóstico y evaluar el estado de salud de los órganos genitales.

Teniendo esto en cuenta, la exploración del aparato genital es esencial para identificar las patologías ginecológicas en cuanto aparecen, de modo que puedan tratarse rápida y adecuadamente para proteger la salud reproductiva de la mujer. En efecto, algunas patologías ginecológicas pueden provocar complicaciones graves si no se diagnostican y tratan a tiempo.

Importancia de la exploración del tracto genital

La exploración del aparato genital es un examen crucial para la prevención, el diagnóstico y el tratamiento de las patologías ginecológicas. Los genitales femeninos están sujetos a numerosas enfermedades que pueden afectar a la salud reproductiva de la mujer, como infecciones, tumores, anomalías congénitas o disfunciones hormonales. Mediante la exploración del aparato genital, los profesionales sanitarios pueden evaluar el estado de los órganos genitales, detectar anomalías o patologías y determinar los tratamientos adecuados para preservar la salud reproductiva de la mujer.

Es importante tener en cuenta que algunas afecciones ginecológicas pueden ser asintomáticas durante largos periodos y sólo presentar síntomas cuando se encuentran en una fase avanzada. Por ello, la exploración periódica del aparato genital es esencial para diagnosticar y tratar estas afecciones con rapidez, antes de que se agraven.

La exploración del aparato genital también puede ser útil para el seguimiento de ciertas patologías ginecológicas, como los tumores o la enfermedad inflamatoria pélvica, para evaluar la eficacia del tratamiento y controlar la evolución de la enfermedad.

Por último, la exploración del aparato genital puede ayudar a las mujeres a conocer mejor su cuerpo y su salud reproductiva, de modo que puedan tomar medidas preventivas para preservar su salud a largo plazo.
En resumen, la exploración del aparato genital es un examen fundamental para la salud reproductiva de la mujer, que permite prevenir, diagnosticar y tratar las patologías ginecológicas. Por lo tanto, es aconsejable consultar regularmente a un profesional sanitario para realizar estos exámenes y mantener una buena salud genital.

Exploración del tracto genital

El examen del aparato reproductor incluye diversas pruebas para evaluar el estado de salud de los órganos genitales femeninos. Estos exámenes suelen realizarlos profesionales sanitarios especializados en ginecología y obstetricia.
He aquí las principales técnicas de exploración del aparato reproductor:

- Ecografía: La ecografía es una técnica médica de diagnóstico por imagen que utiliza ondas sonoras para visualizar los órganos internos del cuerpo. En ginecología, la ecografía permite observar el útero, los ovarios y las trompas de Falopio. Puede realizarse por vía abdominal o vaginal, según las necesidades.
- Endoscopias: Las endoscopias son exámenes que observan el interior del tracto genital mediante un endoscopio, un tubo fino y flexible provisto de una cámara. Existen diferentes tipos de endoscopia:
- Histeroscopia: para observar el interior del útero y detectar cualquier lesión o anomalía.
- Colposcopia: para examinar el cuello uterino en busca de lesiones precancerosas o cancerosas.
- Exámenes radiológicos: Los exámenes radiológicos, como las radiografías, las tomografías computarizadas o las resonancias magnéticas, pueden utilizarse para observar los órganos genitales y detectar cualquier anomalía. Estos exámenes suelen realizarse si se sospecha la existencia de un tumor o una malformación.
- Pruebas biológicas: Las pruebas biológicas, como los análisis de sangre o los frotis vaginales, se utilizan para analizar los distintos componentes de la sangre o las secreciones vaginales. Pueden utilizarse para detectar infecciones, anomalías hormonales o lesiones precancerosas.
-

En resumen, el examen del aparato genital es una serie de pruebas destinadas a evaluar el estado de salud de los órganos genitales femeninos. Estos exámenes suelen ser realizados por profesionales sanitarios especializados en ginecología y obstetricia, y son esenciales para la prevención, el diagnóstico y el tratamiento de las patologías ginecológicas.

Examen clínico

El examen clínico es la primera etapa en la exploración del tracto genital. Consiste en la inspección visual, la palpación y el tacto vaginal. La inspección visual permite observar la morfología de los genitales externos, como los labios, el clítoris, el meato uretral, la vagina y el cuello uterino. En esta fase se detecta cualquier anomalía como lesiones, inflamación o infección.

La palpación permite explorar los órganos genitales externos e internos con la mano. Puede utilizarse para detectar anomalías como tumores o quistes. El tacto vaginal es una técnica de exploración que consiste en explorar la vulva, la vagina, el cuello uterino y los órganos adyacentes. Este examen puede detectar cualquier anomalía como quistes, tumores, malformaciones o infecciones.

El examen clínico lo realiza un profesional sanitario como un ginecólogo o un médico general. Suele realizarse durante una visita rutinaria o cuando una mujer se queja de síntomas como dolor, flujo anormal o problemas menstruales. Los resultados del examen clínico pueden indicar la necesidad de realizar más pruebas, como radiografías o endoscopias.

Es importante señalar que el examen clínico puede resultar un poco incómodo o doloroso para algunas mujeres, pero es necesario para garantizar la salud reproductiva y genital. Los profesionales sanitarios deben asegurarse de que la paciente ha dado su consentimiento informado y explicarle cada fase del examen para que se sienta cómoda y comprenda lo que está ocurriendo.

Ultrasonidos

La ecografía es una técnica médica de diagnóstico por imagen no invasiva que utiliza ondas sonoras para producir imágenes en tiempo real del interior del cuerpo. Se utiliza habitualmente en la exploración del aparato reproductor femenino, ya que permite observar los órganos reproductores internos como el útero, los ovarios y las trompas de Falopio.

La ecografía ginecológica puede realizarse de dos formas: por vía abdominal o vaginal. El primer método utiliza una sonda de ultrasonidos aplicada en el abdomen de la paciente tras beber abundante agua para llenar la vejiga, mientras que el segundo consiste en introducir una sonda de ultrasonidos fina y flexible en la vagina de la paciente para permitir una visualización más precisa de los genitales.

La ecografía puede utilizarse para diagnosticar una serie de patologías ginecológicas, como quistes ováricos, fibromas uterinos, embarazos ectópicos y endometriosis. También puede utilizarse para controlar la evolución de un embarazo mediante la visualización del feto y su entorno uterino.

En resumen, la ecografía es una prueba rápida, sencilla y no invasiva que puede proporcionar información valiosa sobre la salud del aparato reproductor de la mujer.

Sin embargo, la ecografía tiene sus limitaciones y a veces puede no ser suficiente para realizar un diagnóstico preciso. En tales casos, pueden ser necesarios otros exámenes de imagen y endoscópicos.

Ecografía abdominal

La ecografía abdominal es una técnica médica de diagnóstico por imagen no invasiva que utiliza ondas sonoras de alta frecuencia para producir imágenes de los órganos internos del abdomen, incluidos los órganos genitales femeninos. Esta técnica de imagen se utiliza habitualmente en ginecología para evaluar los órganos reproductores internos, incluidos los ovarios, el útero y las trompas de Falopio.

Durante una ecografía abdominal, el paciente se tumba boca arriba en una mesa de exploración. El ecografista aplica un gel acuoso en el abdomen del paciente y utiliza una sonda llamada transductor para emitir ondas sonoras a través de la piel y el tejido hasta los órganos internos. A continuación, las ondas sonoras se devuelven al transductor y se convierten en imágenes en la pantalla de un ordenador.

La ecografía abdominal puede utilizarse para diagnosticar una amplia gama de afecciones ginecológicas, como quistes ováricos, fibromas uterinos, anomalías congénitas del útero o las trompas de Falopio, pólipos endometriales y masas pélvicas. La ecografía también puede utilizarse para controlar la respuesta al tratamiento o para guiar la biopsia o la aspiración de líquido.

La ecografía abdominal es un método de diagnóstico por imagen seguro y no invasivo que no requiere la exposición a radiaciones ionizantes. Puede utilizarse en mujeres embarazadas porque no supone ningún riesgo para el feto. La ecografía abdominal también puede combinarse con la endovaginal para obtener una imagen más detallada de los órganos internos y ayudar a diagnosticar con mayor precisión las afecciones ginecológicas.

Ecografía endovaginal

La ecografía endovaginal, también conocida como ecografía transvaginal, es una técnica médica de diagnóstico por imagen que se utiliza para explorar los genitales internos femeninos, como el útero, los ovarios y el cuello uterino. A diferencia de la ecografía abdominal, la endovaginal se realiza mediante una sonda introducida en la vagina, lo que permite una mejor visualización de los órganos genitales internos.

La ecografía endovaginal puede prescribirse por diversos motivos, como :

- Identificar las causas del dolor pélvico ;
- Seguimiento de la evolución de un embarazo o búsqueda de un embarazo ectópico;
- Busque quistes o tumores;
- Explorar las causas de las hemorragias vaginales anormales;
- Investigue las causas de la infertilidad.

La ecografía endovaginal suele ser bien tolerada por las pacientes, aunque a veces puede resultar ligeramente incómoda. Se realiza en posición supina, con las piernas ligeramente flexionadas y separadas, y la sonda se introduce suavemente en la vagina. El médico o el técnico también pueden aplicar un gel lubricante a la sonda para facilitar la inserción y mejorar la calidad de la imagen obtenida.

Tras el examen, la paciente puede reanudar sus actividades normales inmediatamente. Los resultados de la ecografía suelen estar disponibles rápidamente, y el médico podrá interpretarlos y hacer un diagnóstico basándose en las imágenes obtenidas.

En resumen, la ecografía endovaginal es una prueba diagnóstica importante para explorar los genitales femeninos internos y puede prescribirse por diversas razones médicas. Suele ser bien tolerada por las pacientes y puede proporcionar resultados precisos y útiles para el diagnóstico y el tratamiento de diversas afecciones ginecológicas.

Endoscopia

La endoscopia es una técnica de exploración que consiste en introducir un tubo fino y flexible, llamado endoscopio, a través de los conductos naturales del cuerpo para ver los órganos internos. En ginecología, se suelen utilizar dos tipos de endoscopia: la histeroscopia y la colposcopia.

La histeroscopia es una técnica utilizada para explorar el interior del útero mediante un histeroscopio, un tubo óptico provisto de una fuente de luz y una cámara. El histeroscopio se introduce a través del cuello uterino y permite ver la cavidad uterina y los orificios tubáricos. Esta técnica permite detectar cualquier anomalía en la cavidad uterina, como pólipos, fibromas o adherencias, que pueden ser responsables de dolores, hemorragias anormales o dificultades para concebir.

La colposcopia es una técnica utilizada para explorar el cuello uterino y la vagina mediante un colposcopio, un dispositivo óptico que amplía las imágenes. Esta técnica permite visualizar las lesiones del cuello uterino, como los condilomas o la displasia, que pueden causar hemorragias anormales o dolor pélvico. Puede utilizarse como parte del cribado del cáncer de cuello uterino o para controlar a las mujeres con lesiones precancerosas o cancerosas.

La endoscopia suele realizarse de forma ambulatoria, bajo anestesia local o general. A veces puede combinarse con procedimientos terapéuticos, como la extirpación de pólipos o lesiones precancerosas. Las complicaciones de la endoscopia son poco frecuentes, pero pueden incluir hemorragias, infecciones o perforaciones. La elección de la endoscopia depende de la patología a investigar y del estado de salud del paciente.

Colposcopia

La colposcopia es un examen endoscópico no invasivo utilizado para visualizar el cuello uterino y los tejidos circundantes. Generalmente se utiliza para diagnosticar anomalías del cuello uterino, como lesiones precancerosas o cancerosas.

Durante una colposcopia, el médico utiliza un colposcopio, que es un instrumento de observación equipado con una luz y una lupa. El colposcopio se introduce en la vagina para que el médico pueda examinar detalladamente el cuello uterino y los tejidos circundantes. Pueden aplicarse ácidos (vinagre, ácido acético) y tinciones (solución de Lugol) en el cuello uterino para mejorar la visualización.

Si se identifican anomalías durante la colposcopia, el médico puede tomar una muestra de tejido (biopsia) para realizar un examen histológico y determinar si hay células precancerosas o cancerosas.

Por lo general, la colposcopia es un examen bien tolerado, pero algunas mujeres pueden experimentar ligeras molestias o dolor durante el mismo. Entre los efectos secundarios más comunes se encuentran un ligero sangrado y un ligero dolor después del examen. Estos efectos secundarios suelen ser leves y desaparecen rápidamente.

En resumen, la colposcopia es un examen importante para diagnosticar anomalías del cuello uterino y permitir el tratamiento precoz de las lesiones precancerosas y cancerosas.

Histeroscopia

La histeroscopia es una técnica de exploración del útero que consiste en introducir un endoscopio, denominado histeroscopio, a través del cuello uterino para visualizar la cavidad uterina. Esta técnica se utiliza para diagnosticar y tratar determinadas afecciones ginecológicas, como anomalías de la cavidad uterina, pólipos, fibromas, malformaciones uterinas, adherencias, hemorragias anormales, etc.

El histeroscopio es un tubo fino y flexible provisto de una cámara y una fuente de luz, que permite ver el interior del útero en la pantalla de un monitor. La histeroscopia puede realizarse con anestesia local o general, dependiendo de la complejidad del procedimiento y de la tolerancia de la paciente.

La histeroscopia puede realizarse con fines diagnósticos o terapéuticos. Si se sospechan anomalías uterinas, la histeroscopia puede utilizarse para confirmar el diagnóstico y evaluar el alcance de la afección. Si se confirma el diagnóstico, la histeroscopia puede utilizarse para tratar la afección en cuestión, por ejemplo extirpando pólipos, fibromas o adherencias.

La histeroscopia también puede utilizarse para ayudar en determinados procedimientos quirúrgicos, como la inserción de un DIU, la resección del tabique uterino, la ablación endometrial, etc.

Las ventajas de la histeroscopia son numerosas, como una mayor precisión diagnóstica, menos complicaciones postoperatorias, menos dolor postoperatorio, una recuperación más rápida, etc. Sin embargo, como cualquier procedimiento médico, la histeroscopia también conlleva riesgos, como los asociados a la anestesia, la infección, la perforación uterina, la hemorragia, etc. Por lo tanto, es importante comentar estos riesgos con su cirujano. Por lo tanto, es importante que hable de las ventajas y los riesgos de esta técnica con su médico antes de decidirse a someterse a ella.

Radiografía

La radiografía es una técnica médica de diagnóstico por imagen que se utiliza para explorar el aparato reproductor femenino. Utiliza rayos X para producir imágenes de los órganos internos. Aunque es menos frecuente que la ecografía y la endoscopia, la radiografía puede utilizarse en determinadas situaciones para evaluar la estructura del útero y las trompas de Falopio.

Las radiografías pueden tomarse en distintos momentos del ciclo menstrual, en función de la finalidad del examen. Por ejemplo, puede realizarse una radiografía del útero durante la fase preovulatoria para evaluar el grosor del endometrio. Puede realizarse una radiografía de las trompas de Falopio después de la ovulación para evaluar la permeabilidad de las trompas.

Para realizar una radiografía, la paciente debe tumbarse en una mesa de exploración y el aparato de rayos X se colocará frente a su abdomen. Puede utilizarse un agente de contraste para ayudar a visualizar los órganos internos.
Aunque los rayos X pueden ser útiles en determinados casos, también tienen sus inconvenientes. Los rayos X pueden ser perjudiciales para el feto en desarrollo durante el embarazo, por lo que es importante asegurarse de que la paciente no está embarazada antes de realizar una radiografía. Además, las imágenes producidas por los rayos X son menos detalladas que las producidas por otras técnicas de imagen, lo que puede dificultar la interpretación de los resultados.

En general, la radiografía es una opción de diagnóstico por imagen menos habitual para explorar el tracto genital femenino que la ecografía y la endoscopia. Puede ser útil en algunos casos, pero otras técnicas de diagnóstico por imagen pueden ser más apropiadas en función de la situación de cada paciente.

Tomografía computarizada (TC)

La tomografía computarizada (TC), también conocida como TAC, es una técnica médica de diagnóstico por imagen que utiliza rayos X para crear imágenes detalladas del interior del cuerpo. Puede utilizarse para explorar el aparato reproductor femenino y detectar anomalías como quistes, fibromas, tumores, malformaciones congénitas, etc.

El TAC es especialmente útil para evaluar estructuras anatómicas internas que no se visualizan fácilmente en el examen clínico, como las trompas de Falopio, los ovarios y el útero. También puede utilizarse para controlar el desarrollo de las lesiones a lo largo del tiempo.
El examen suele ser indoloro y no invasivo. El paciente se tumba en una camilla que se desliza por un anillo en forma de donut, donde se emiten rayos X que son detectados por unos sensores. El escáner produce imágenes transversales que luego procesa un ordenador para crear una imagen tridimensional.

Sin embargo, la tomodensitometría utiliza rayos X ionizantes, que pueden ser peligrosos para las mujeres embarazadas o que estén pensando en quedarse embarazadas. En estos casos, puede ser preferible otro método de diagnóstico por imagen, como la resonancia magnética o la ecografía.
En resumen, la tomografía computarizada es un método de imagen médica útil para explorar el aparato reproductor

femenino y detectar anomalías. Sin embargo, debido al uso de rayos X ionizantes, debe utilizarse con precaución en mujeres embarazadas o que estén pensando en quedarse embarazadas.

IRM

La resonancia magnética (RM) es una técnica médica de diagnóstico por imagen que permite visualizar con gran precisión los tejidos blandos del cuerpo humano. Esta técnica utiliza un potente campo magnético y ondas de radio para crear imágenes detalladas de órganos y estructuras del interior del cuerpo.

En ginecología, la IRM se utiliza para examinar los órganos genitales internos como el útero, los ovarios y las trompas de Falopio. También puede utilizarse para evaluar tumores o masas en la región pélvica.

La IRM es especialmente útil para las mujeres que tienen alergias o intolerancia al medio de contraste utilizado en las exploraciones con rayos X, como el TAC o las radiografías. Además, a diferencia del TAC, la IRM no requiere el uso de radiaciones ionizantes, lo que la convierte en una opción más segura para las mujeres embarazadas o que necesitan someterse a exámenes repetidos.

La IRM también puede utilizarse para guiar procedimientos médicos como las biopsias o la cirugía. Por ejemplo, durante una biopsia guiada por IRM, ésta se utiliza para localizar con precisión la zona a biopsiar.

Sin embargo, la IRM también tiene ciertas limitaciones. Es más cara que otras técnicas de diagnóstico por imagen y puede resultar menos práctica para las mujeres con implantes metálicos como prótesis mamarias o stents vasculares. Además, el examen puede durar mucho tiempo, lo que puede resultar incómodo para algunas mujeres.

En resumen, la resonancia magnética es una técnica médica avanzada de diagnóstico por imagen que se utiliza en ginecología para examinar los genitales internos y guiar los procedimientos médicos. Tiene muchas ventajas, pero también limitaciones e inconvenientes que deben tenerse en cuenta a la hora de prescribirla.

Frotis cervicovaginal

La citología cervicovaginal es una prueba biológica importante para el cribado del cáncer de cuello uterino. En esta prueba, se extraen células del cuello uterino y de la pared vaginal utilizando una espátula y un cepillo. A continuación, las células se extienden en un portaobjetos de cristal y se examinan al microscopio.

El objetivo de la citología cervicovaginal es detectar cualquier célula anormal que pudiera indicar la presencia de lesiones precancerosas o cancerosas. Se recomienda que las mujeres de entre 25 y 65 años se sometan a una citología cervicovaginal cada tres años, o con mayor frecuencia si se han obtenido resultados anormales en exámenes anteriores.
El examen es rápido y sencillo y puede realizarse durante una consulta con un médico de cabecera, un ginecólogo o una matrona. No requiere anestesia y suele ser indoloro, aunque algunas mujeres pueden experimentar molestias o un dolor leve durante el procedimiento.

Si los resultados son anormales, puede ser necesario realizar más pruebas, como una colposcopia o una biopsia para determinar la naturaleza exacta de las lesiones. Es importante no ignorar las recomendaciones de cribado y consultar a un profesional sanitario para someterse periódicamente a una citología cervicovaginal.

Hisopo vaginal

El frotis vaginal, también conocido como examen microbiológico vaginal o examen bacteriológico vaginal, es una prueba médica habitual que se realiza a las mujeres. Se utiliza para identificar la presencia de bacterias, levaduras u otros organismos en la vagina.
El examen consiste en tomar una muestra de la mucosa vaginal con un hisopo estéril. El médico o la enfermera introducen el hisopo en la vagina, lo frotan contra las paredes vaginales para recoger células y secreciones, luego lo extraen y lo colocan en un vial estéril para su análisis en el laboratorio.

Los frotis vaginales se utilizan habitualmente para diagnosticar infecciones vaginales como la vaginosis bacteriana, la candidiasis, la tricomoniasis y otras infecciones bacterianas. También pueden utilizarse para detectar la presencia de células anormales que podrían indicar un cáncer de cuello uterino.
Los frotis vaginales suelen tomarse durante un examen ginecológico rutinario, o si la paciente presenta síntomas como picor, dolor o flujo vaginal anormal. La prueba es sencilla, rápida e indolora.

Si los resultados son anormales, el médico puede prescribir la medicación adecuada para eliminar la infección o tratar la enfermedad subyacente. Es importante que las mujeres consulten a su médico con regularidad e informen de cualquier síntoma inusual para que los problemas de salud ginecológicos puedan detectarse a tiempo y tratarse con eficacia.

Análisis de sangre

Un análisis de sangre, también conocido como hemograma, es un examen biológico común utilizado para explorar el aparato reproductor femenino. Sirve para analizar la composición de la sangre, en particular las hormonas y los marcadores tumorales, que pueden ser útiles para diagnosticar ciertas patologías ginecológicas.
En el caso de los trastornos menstruales, los análisis de sangre pueden ayudar a evaluar los niveles de hormonas como la hormona foliculoestimulante (FSH) y la hormona luteinizante (LH), que regulan el ciclo menstrual. Unos niveles anormales pueden indicar una alteración del ciclo menstrual, como una insuficiencia ovárica o una menopausia precoz.

Los análisis de sangre también pueden utilizarse para detectar marcadores tumorales, que son sustancias producidas por las células cancerosas que pueden detectarse en la sangre. En el caso del cáncer de útero o de ovario, algunos marcadores tumorales como el CA-125 pueden detectarse mediante un análisis de sangre.
Por último, los análisis de sangre pueden utilizarse para controlar la salud general del paciente antes de una intervención quirúrgica o para controlar la eficacia de un tratamiento farmacológico.

En resumen, la toma de muestras de sangre es una prueba complementaria útil para investigar el aparato genital femenino, sobre todo para diagnosticar trastornos menstruales y detectar cánceres ginecológicos. Es sencilla, rápida e indolora, y puede realizarse en un laboratorio de análisis médicos.

Patologías ginecológicas, incluidas las infecciones ginecológicas y los cánceres

Las enfermedades ginecológicas son afecciones que afectan al aparato reproductor femenino, que pueden ser benignas o malignas. Estas afecciones pueden tener un gran impacto en la salud reproductiva, física y psicológica de las mujeres, así como en su calidad de vida. Entre las afecciones ginecológicas más comunes se encuentran las infecciones ginecológicas y los cánceres.

La infección ginecológica es una patología muy común entre las mujeres y puede afectar a varios órganos del aparato reproductor femenino. Estas infecciones pueden estar causadas por bacterias, virus, hongos o parásitos. Los síntomas varían en función del órgano afectado, pero pueden incluir dolor, picor, ardor, flujo vaginal anormal, hemorragia y fiebre.

Los cánceres ginecológicos son enfermedades malignas de los órganos reproductores femeninos como el cuello uterino, el útero, los ovarios, las trompas de Falopio y la vulva. Los síntomas pueden incluir dolor abdominal, sangrado vaginal anormal, flujo vaginal maloliente, pérdida de peso inexplicable y fatiga. El diagnóstico precoz es crucial para el tratamiento y la supervivencia de las pacientes con cáncer ginecológico.

En esta sección describimos las principales infecciones y cánceres ginecológicos, sus síntomas y los tratamientos disponibles.

Infecciones ginecológicas

Las infecciones ginecológicas son dolencias comunes en las mujeres. Pueden estar causadas por bacterias, virus, hongos o parásitos y afectar a distintas partes del aparato reproductor femenino, como la vagina, el útero, las trompas de Falopio y los ovarios. Los síntomas pueden incluir dolor abdominal, flujo vaginal anormal, picor, ardor y dolor durante el coito.

Entre los tipos de infecciones ginecológicas se incluyen:

- Vaginosis bacteriana: infección vaginal común causada por un crecimiento excesivo de bacterias anaerobias normalmente presentes en la vagina. Los síntomas incluyen un flujo vaginal gris o blanco con olor a pescado.
- Candidiasis vaginal: una infección fúngica común causada por un crecimiento excesivo de hongos del género Candida. Los síntomas incluyen picor vaginal, ardor y un flujo vaginal espeso y blanco.
- Tricomoniasis: infección de transmisión sexual causada por el parásito Trichomonas vaginalis. Los síntomas incluyen un flujo vaginal amarillento o verdoso y dolor durante el coito.
- Clamidia y gonorrea: infecciones bacterianas de transmisión sexual que pueden causar dolor abdominal, flujo vaginal anormal y dolor durante el coito. Si no se tratan, pueden provocar complicaciones graves, como la infertilidad.
- Infecciones por el virus del papiloma humano (VPH): una infección común de transmisión sexual que puede causar verrugas genitales y aumentar el riesgo de desarrollar cáncer de cuello de útero.

El tratamiento de las infecciones ginecológicas depende del tipo de infección y puede incluir antibióticos, antifúngicos u otros medicamentos antivirales. Es importante consultar a un profesional sanitario para obtener un diagnóstico y un tratamiento adecuados si experimenta síntomas de una infección ginecológica.

Vaginosis bacteriana

La vaginosis bacteriana es una infección vaginal causada por un desequilibrio de la flora vaginal. Se caracteriza por una disminución del número de lactobacilos, bacterias que normalmente mantienen un pH ácido en la vagina, y un aumento de las bacterias anaerobias.

Los síntomas de la vaginosis bacteriana incluyen un olor desagradable, a menudo descrito como "a pescado", y un flujo vaginal gris o blanco de consistencia líquida. Algunas mujeres también pueden experimentar picor o sensación de quemazón en la zona genital.

La vaginosis bacteriana suele diagnosticarse mediante un examen pélvico y un frotis vaginal. El tratamiento puede consistir en antibióticos, probióticos para restablecer el equilibrio de la flora vaginal y medidas preventivas para evitar una recidiva.

Es importante tratar la vaginosis bacteriana porque puede aumentar el riesgo de contraer otras infecciones de transmisión sexual, incluido el VIH. También puede aumentar el riesgo de complicaciones durante el embarazo, como la rotura prematura de membranas o el parto prematuro.

Las medidas preventivas para evitar la vaginosis bacteriana incluyen llevar ropa interior de algodón, utilizar preservativos, lavar la zona genital a diario con jabón suave y evitar las duchas vaginales y los productos perfumados.

Candidiasis vaginal

La candidiasis vaginal, también conocida como micosis vaginal, es una infección fúngica común que afecta a las mujeres. Está causada por un crecimiento excesivo del hongo Candida, que está presente de forma natural en la vagina en pequeñas cantidades.

Los síntomas más comunes de la candidiasis vaginal incluyen picor, dolor o ardor vaginal, flujo vaginal blanco y espeso parecido al requesón, y dolor durante las relaciones sexuales y al orinar.

Los factores de riesgo de la candidiasis vaginal incluyen la toma de antibióticos, el embarazo, la diabetes, un sistema inmunológico debilitado, el uso prolongado de anticonceptivos hormonales y el uso de ropa interior ajustada o húmeda.

El diagnóstico de la candidiasis vaginal suele basarse en los síntomas y el historial médico de la paciente. En algunos casos, pueden realizarse pruebas para confirmar el diagnóstico, como un frotis vaginal para cultivo o la observación microscópica de las células.

El tratamiento de la candidiasis vaginal suele consistir en la administración de agentes antifúngicos, como comprimidos, cremas o supositorios vaginales, durante un periodo de 3 a 7 días. Las medidas preventivas incluyen el uso de ropa interior de algodón, evitar las duchas vaginales y evitar los irritantes vaginales como los sprays perfumados y los baños de burbujas. Las mujeres que sufren candidiasis vaginal con frecuencia también pueden plantearse cambios en su dieta para reducir el consumo de azúcar.

Tricomoniasis

La tricomoniasis, también conocida como tricomoniosis, es una infección de transmisión sexual (ITS) causada por el parásito Trichomonas vaginalis. Es muy común tanto en hombres como en mujeres y se transmite durante las relaciones sexuales sin protección. Los síntomas de la tricomoniasis pueden variar de una persona a otra, pero generalmente incluyen picor, ardor y flujo vaginal maloliente en las mujeres, y dolor o secreción en los hombres.

La tricomoniasis suele diagnosticarse mediante el examen microscópico de una muestra de flujo vaginal o de orina de la persona infectada. También puede confirmarse mediante una prueba PCR, que detecta el ADN del parásito en la muestra.
El tratamiento de la tricomoniasis consiste en un antibiótico oral, como el metronidazol o el tinidazol. Es importante que las parejas sexuales también se traten para evitar la reinfección.

Si no se trata, la tricomoniasis puede provocar complicaciones como infecciones del tracto urinario, vaginitis bacteriana, prostatitis e infertilidad en las mujeres. También se ha demostrado que la tricomoniasis aumenta el riesgo de transmisión del VIH. Por lo tanto, es importante consultar a un médico lo antes posible si cree que ha contraído una infección por tricomoniasis.

Cánceres ginecológicos

Los cánceres ginecológicos son tumores malignos que afectan a los órganos genitales femeninos, en particular al cuello uterino, el útero, los ovarios, las trompas de Falopio, la vulva y la vagina. Estos cánceres pueden ser muy graves y provocar la muerte si no se detectan y tratan a tiempo.

El cáncer de cuello de útero es uno de los cánceres ginecológicos más frecuentes. Está causado por una infección por el virus del papiloma humano (VPH) y suele ser asintomático al principio. Entre los síntomas que pueden aparecer más adelante se incluyen hemorragias vaginales anormales, dolor durante el coito y dolor en la zona pélvica. El cribado precoz con frotis cérvico-vaginales es esencial para el diagnóstico precoz y el tratamiento de esta enfermedad.

El cáncer de útero es otra forma común de cáncer ginecológico que afecta al útero. Los factores de riesgo son la edad, la obesidad y la hipertensión. Los síntomas pueden incluir hemorragias vaginales anormales, dolor pélvico y flujo vaginal maloliente. El diagnóstico suele realizarse mediante ecografía, biopsia y tomografía computarizada (TC).

El cáncer de ovario es otro cáncer ginecológico potencialmente mortal. Los factores de riesgo incluyen la edad, antecedentes familiares de cáncer de ovario y antecedentes personales de cáncer de mama. Los síntomas pueden incluir dolor pélvico, hinchazón abdominal, pérdida de apetito y cambios en los hábitos intestinales. El diagnóstico suele realizarse mediante ecografía, tomografía computarizada y biopsia.

El cáncer de vulva es un cáncer ginecológico poco frecuente que se desarrolla en las partes externas de los genitales femeninos. Los factores de riesgo son la edad avanzada y la infección por el virus del papiloma humano (VPH). Los síntomas pueden incluir picor, ardor y dolor en la zona vulvar. El diagnóstico suele realizarse mediante biopsia.

Por último, el cáncer vaginal también es un cáncer ginecológico poco frecuente. Los factores de riesgo son la edad avanzada, la exposición a fármacos como el dietilestilbestrol (DES) y la exposición a la radiación. Los síntomas pueden incluir hemorragias vaginales anormales, dolor pélvico y flujo vaginal maloliente. El diagnóstico suele realizarse mediante biopsia.

El tratamiento de los cánceres ginecológicos depende de muchos factores, como el estadio y el tipo de cáncer, así como el estado general de salud de la paciente. Las opciones de tratamiento pueden incluir cirugía, radioterapia, quimioterapia y terapia dirigida. Detección periódica y consulta rápida

Cáncer de cuello de útero

El cáncer de cuello de útero es un cáncer que se desarrolla en las células del cuello uterino, que es la parte inferior de la matriz. Es uno de los cánceres más frecuentes en las mujeres, con unos 500.000 nuevos casos diagnosticados cada año en todo el mundo.
Entre los factores de riesgo del cáncer de cuello de útero se incluyen la infección por determinados tipos del virus del papiloma humano (VPH), un sistema inmunitario debilitado, antecedentes de tabaquismo, inicio precoz de las relaciones sexuales, múltiples parejas sexuales y falta de revisiones periódicas.

Los síntomas del cáncer de cuello uterino pueden incluir hemorragias vaginales anormales, dolor durante el coito y aumento del flujo vaginal.

El cribado regular es importante para detectar el cáncer de cuello de útero en una fase temprana, ya que en esta etapa puede tratarse con mayor eficacia. La prueba de cribado más común es la citología cervical, que consiste en tomar células del cuello uterino y examinarlas al microscopio.
El tratamiento del cáncer de cuello de útero depende del estadio de la enfermedad. Las opciones de tratamiento pueden incluir cirugía, radioterapia, quimioterapia o una combinación de estos tratamientos.

Es importante señalar que la vacunación contra el VPH puede ayudar a prevenir el cáncer de cuello de útero al proteger contra los tipos de VPH que se asocian con más frecuencia a este cáncer.

Cáncer de endometrio

El cáncer de endometrio es un tipo de cáncer ginecológico que afecta al endometrio, el revestimiento del útero. Este cáncer suele desarrollarse en mujeres mayores de 50 años, aunque también puede afectar a mujeres más jóvenes. Los síntomas más comunes son hemorragias vaginales anormales, dolor pélvico y aumento de la frecuencia urinaria.

Los factores de riesgo del cáncer de endometrio incluyen la obesidad, la diabetes, la hipertensión, la herencia y el uso prolongado de estrógenos sin progestina en mujeres posmenopáusicas.
El diagnóstico del cáncer de endometrio suele implicar una biopsia endometrial, que consiste en extraer una muestra de tejido de la pared uterina para examinarla al microscopio. También pueden utilizarse otras pruebas, como la resonancia magnética (RM) o la tomografía computarizada (TC), para evaluar la extensión de la enfermedad.

El tratamiento del cáncer de endometrio depende del estadio de la enfermedad y puede incluir cirugía, radioterapia, quimioterapia o una combinación de estos tratamientos. Las mujeres que padecen esta enfermedad suelen tener un buen pronóstico, sobre todo si se diagnostica a tiempo. Por lo tanto, es importante que consulte a un profesional sanitario si tiene algún síntoma sospechoso.

Cáncer de ovario

El cáncer de ovario es un tumor maligno que se desarrolla en los ovarios, los órganos reproductores femeninos que producen los óvulos. Puede afectar a uno o a ambos ovarios y puede extenderse a otras partes del cuerpo.

Entre los factores de riesgo del cáncer de ovario se incluyen la edad, los antecedentes familiares de cáncer de ovario o de mama, la mutación de los genes BRCA1 o BRCA2, el uso prolongado de tratamientos hormonales, la menopausia tardía o la falta de embarazo.

Los síntomas del cáncer de ovario suelen ser vagos e inespecíficos, como dolor abdominal, hinchazón, pérdida de apetito, fatiga, dolor pélvico y cambios en los hábitos intestinales y vesicales.
El diagnóstico del cáncer de ovario se basa en pruebas de imagen como la ecografía abdominal y endovaginal, la tomografía computarizada (TC) y la resonancia magnética (RM). A menudo es necesaria una biopsia para confirmar el diagnóstico.

El tratamiento depende del estadio y la extensión del cáncer, así como del estado general de salud de la paciente. Puede incluir cirugía para extirpar el ovario o los ovarios, quimioterapia para destruir las células cancerosas y radioterapia para atacar los tumores.

Es importante informar de cualquier síntoma o cambio inusual a un profesional sanitario para un diagnóstico precoz y un tratamiento rápido del cáncer de ovario.

En conclusión, las patologías ginecológicas pueden tener un impacto significativo en la salud y el bienestar de las mujeres.
Las infecciones ginecológicas como la vaginosis bacteriana, la candidiasis vaginal y la tricomoniasis son frecuentes y pueden causar síntomas molestos, pero en general son tratables con la medicación adecuada.
Los cánceres ginecológicos, como el cáncer de cuello de útero, de endometrio y de ovario, pueden ser graves y potencialmente mortales.

Sin embargo, una revisión periódica y un tratamiento rápido pueden ayudar a mejorar las posibilidades de recuperación. Por lo tanto, es importante que las mujeres cuiden su salud ginecológica consultando regularmente a su profesional sanitario e informando de cualquier síntoma sospechoso.

Embarazos de alto riesgo, con riesgos ligados a la patología de la madre y riesgos relacionados con el embarazo

Cuando una mujer se queda embarazada, espera un embarazo sin complicaciones, pero por desgracia no siempre es así. Algunos embarazos se consideran de riesgo, ya sea por afecciones preexistentes en la madre o por complicaciones surgidas durante el embarazo. En esta sección examinaremos los distintos riesgos asociados al embarazo y a la salud de la madre. También hablaremos de las medidas de prevención y tratamiento de estos embarazos de alto riesgo.

Riesgos asociados a la patología de la madre durante el embarazo

Durante el embarazo, ciertas patologías de la madre pueden entrañar riesgos para ella misma y para el desarrollo del feto. Estas afecciones incluyen

- Diabetes gestacional: Se trata de un aumento de los niveles de azúcar en sangre durante el embarazo. Esta afección puede provocar un crecimiento excesivo del feto, complicaciones obstétricas y un mayor riesgo de desarrollar diabetes de tipo 2 en el futuro.
- Hipertensión arterial: La hipertensión arterial durante el embarazo puede provocar insuficiencia placentaria, un crecimiento fetal deficiente, prematuridad y complicaciones para la madre.
- Enfermedades cardiacas: Ciertas enfermedades cardiacas de la madre pueden aumentar el riesgo de complicaciones durante el embarazo, como insuficiencia cardiaca, hipertensión arterial pulmonar y coágulos sanguíneos.
- Enfermedades autoinmunes: Ciertas enfermedades autoinmunes, como el lupus o la esclerosis múltiple, pueden provocar complicaciones durante el embarazo, como abortos, partos prematuros o preeclampsia.
- Enfermedades infecciosas: Ciertas enfermedades infecciosas pueden transmitirse de la madre al feto

58

durante el embarazo, provocando malformaciones, trastornos neurológicos o incluso la muerte.

Es importante que las mujeres embarazadas informen a su médico de cualquier afección médica que puedan tener antes o durante el embarazo, para evitar complicaciones y garantizar un seguimiento adecuado.

Diabetes gestacional

La diabetes gestacional es un trastorno de la glucemia que se produce durante el embarazo. Se caracteriza por un aumento de los niveles de azúcar en sangre en una mujer embarazada que no padecía diabetes anteriormente. Suele detectarse en los controles rutinarios durante el embarazo.

Las mujeres embarazadas con diabetes gestacional corren un mayor riesgo de sufrir complicaciones durante el embarazo y el parto. Entre las posibles complicaciones se incluyen el sobrecrecimiento del feto, la hipertensión, el aumento del riesgo de cesárea, la hipoglucemia neonatal, la prolongación del parto y las complicaciones respiratorias del recién nacido.
Es importante vigilar de cerca los niveles de azúcar en sangre en las mujeres embarazadas con diabetes gestacional y seguir las recomendaciones médicas para controlar los niveles de azúcar en sangre. Medidas como una dieta equilibrada, actividad física regular y medicación pueden ser necesarias para controlar la diabetes gestacional y prevenir complicaciones.

Hipertensión

La tensión arterial alta (hipertensión) es una afección que puede producirse durante el embarazo y puede tener graves consecuencias tanto para la madre como para el feto. La hipertensión durante el embarazo se define generalmente como una tensión arterial sistólica superior a 140 mmHg o una tensión arterial diastólica superior a 90 mmHg, medidas en dos ocasiones con un intervalo de al menos cuatro horas, después de la semana 20 de embarazo en una mujer sin antecedentes de hipertensión. Existen dos tipos de hipertensión durante el embarazo: la hipertensión crónica preexistente y la hipertensión gestacional.

La hipertensión crónica preexistente está presente antes del embarazo y puede tratarse con fármacos antihipertensivos. Sin embargo, ciertos fármacos antihipertensivos están contraindicados durante el embarazo. Las mujeres con hipertensión crónica preexistente deben ser vigiladas estrechamente durante el embarazo, ya que corren un mayor riesgo de sufrir preeclampsia, parto prematuro, retraso del crecimiento intrauterino y muerte fetal.

La hipertensión gestacional se produce durante el embarazo, generalmente después de la semana 20, y suele desaparecer tras el parto. La hipertensión gestacional se asocia a un mayor riesgo de preeclampsia, parto prematuro y retraso del crecimiento intrauterino.

El tratamiento de la hipertensión durante el embarazo depende del tipo de hipertensión y de la gravedad de la enfermedad. En algunos casos, es necesario un tratamiento con medicamentos para controlar la tensión arterial y prevenir complicaciones. Las mujeres que sufren hipertensión durante el embarazo deben ser vigiladas de cerca y someterse a revisiones periódicas para controlar su salud y la del feto.

Enfermedades autoinmunes

Las enfermedades autoinmunes pueden afectar al embarazo y entrañar riesgos tanto para la madre como para el feto. Algunas de las enfermedades autoinmunes más comunes son el lupus eritematoso sistémico, la esclerodermia y la artritis reumatoide.

El lupus eritematoso sistémico (LES) es una enfermedad autoinmune sistémica que puede afectar a varios órganos, como los riñones, los pulmones y el corazón. Las mujeres con lupus pueden tener un mayor riesgo de aborto, parto prematuro y preeclampsia. Las mujeres con lupus deben ser vigiladas de cerca durante el embarazo por un ginecólogo-obstetra y un reumatólogo para asegurarse de que la enfermedad está bien controlada.

La esclerodermia es una enfermedad autoinmune que afecta al tejido conjuntivo del cuerpo, incluida la piel, los vasos sanguíneos y los órganos internos. Las mujeres con esclerodermia pueden tener un mayor riesgo de complicaciones durante el embarazo, como preeclampsia, retraso del crecimiento fetal y parto prematuro. Las mujeres con esclerodermia también deben ser vigiladas de cerca durante el embarazo.

La artritis reumatoide (AR) es una enfermedad autoinmune que provoca la inflamación de las articulaciones. Las mujeres con AR pueden tener un mayor riesgo de aborto, preeclampsia, diabetes gestacional y parto prematuro. Las mujeres con AR deben ser vigiladas de cerca durante el embarazo para asegurarse de que la enfermedad está bien controlada y de que cualquier tratamiento farmacológico es seguro para el feto.

Es importante que las mujeres con enfermedades autoinmunitarias colaboren estrechamente con su equipo sanitario durante el embarazo para minimizar los riesgos para ellas y para su bebé.

Riesgos asociados al propio embarazo

Durante el embarazo pueden surgir ciertas complicaciones que pongan en peligro la salud de la madre y/o del feto. Por eso es importante que las mujeres embarazadas sigan regularmente las recomendaciones de su médico de cabecera y se sometan a los controles prenatales recomendados.

He aquí algunos de los riesgos más comunes asociados al embarazo:

- Preeclampsia: esta afección se caracteriza por una presión arterial alta y un aumento de los niveles de proteínas en la orina. Puede aparecer después de la semana 20 de embarazo y puede provocar complicaciones graves como un parto prematuro o sufrimiento fetal.
- Hemorragia: puede producirse una hemorragia durante el embarazo, el parto o el alumbramiento. Puede deberse a varios factores, como la rotura prematura de las membranas, la placenta previa (una placenta que cubre parcial o totalmente el cuello uterino) o un desgarro en el cuello uterino.
- Rotura prematura de las membranas: se produce cuando se rompe la bolsa antes de que comience el parto. Si esto ocurre antes de la semana 37, puede provocar un parto prematuro.
- Parto prematuro: se produce cuando el parto comienza antes de las 37 semanas de embarazo. Esto puede acarrear complicaciones para el bebé, como insuficiencia respiratoria, hemorragia cerebral, infección o enfermedad intestinal.
- Embarazo ectópico: se produce cuando el óvulo fecundado se implanta fuera del útero, normalmente en las trompas de Falopio. Puede provocar hemorragias y dolores abdominales intensos y requiere una intervención médica urgente.

- Incompatibilidad sanguínea entre la madre y el feto: si la madre tiene un grupo sanguíneo negativo y el feto tiene un grupo sanguíneo positivo, pueden producirse complicaciones graves, como anemia fetal y enfermedad hemolítica en el recién nacido.
- Retraso del crecimiento intrauterino: se produce cuando el feto no se desarrolla normalmente en el útero. Puede deberse a diversos factores, como problemas con la placenta, anomalías cromosómicas o infecciones. Esto puede acarrear complicaciones para el bebé, como bajo peso al nacer, problemas respiratorios y problemas de desarrollo.

Es importante señalar que estos riesgos pueden reducirse o evitarse mediante controles prenatales regulares, un estilo de vida saludable y una dieta equilibrada. Por lo tanto, es crucial que las mujeres embarazadas visiten regularmente a su médico e informen de cualquier síntoma inusual en cuanto aparezca.

Embarazo múltiple

Un embarazo múltiple, también conocido como embarazo gemelar, es un embarazo en el que hay más de un feto en desarrollo. Los embarazos múltiples pueden ser monocigóticos (idénticos) o dicigóticos (no idénticos). Los embarazos monocigóticos se producen cuando el óvulo fecundado se divide en dos embriones distintos, mientras que los embarazos dicigóticos son el resultado de la fecundación de dos óvulos distintos por dos espermatozoides distintos.

Los embarazos múltiples se consideran embarazos de alto riesgo debido a las posibles complicaciones tanto para la madre como para el feto. Los riesgos para la madre incluyen el aumento de la tensión arterial, la preeclampsia, el parto prematuro, la hemorragia posparto y la diabetes gestacional. Los riesgos para el feto incluyen retraso del crecimiento intrauterino, prematuridad, anomalías congénitas, síndrome de transfusión-transfusión (en embarazos monocigóticos) y síndrome de dificultad respiratoria neonatal.

Las mujeres con embarazos múltiples suelen ser vigiladas de cerca por sus profesionales sanitarios y pueden requerir visitas más frecuentes, ecografías y pruebas de detección para controlar la salud de los fetos. El método de parto dependerá de una serie de factores, como el número y la posición de los fetos y la salud de la madre y los fetos. Los embarazos múltiples pueden requerir una cesárea para reducir los riesgos para la madre y los fetos.

Embarazo ectópico

El embarazo ectópico (EE) es una afección grave que se produce cuando el óvulo fecundado se desarrolla fuera del útero, normalmente en las trompas de Falopio. Esta afección también se conoce como embarazo tubárico.

Los síntomas de una PE pueden incluir dolor abdominal o pélvico, hemorragias vaginales anormales y mareos o desmayos. Si no se trata, una PE puede provocar la rotura de la trompa de Falopio, hemorragias internas y dolor intenso.
Entre los factores de riesgo de una PE se incluyen los antecedentes de cirugía pélvica, las infecciones de transmisión sexual y el uso de dispositivos anticonceptivos intrauterinos. Las mujeres que han tenido una PE también tienen un mayor riesgo de tener otra PE en el futuro.

El tratamiento de la PE depende de la gravedad de la situación. En los casos leves, puede recomendarse una estrecha vigilancia. Sin embargo, en los casos más graves, suele ser necesaria la cirugía para extraer el óvulo y salvar la vida de la madre. En algunos casos, puede ser necesario extirpar la trompa de Falopio afectada.

Es importante que las mujeres embarazadas conozcan los signos y síntomas de la PE para que puedan recibir tratamiento rápidamente en caso necesario. Las mujeres con antecedentes de PE o que presenten factores de riesgo deben hablar con su médico sobre la mejor manera de controlar su embarazo y prevenir la PE.

Preeclampsia

La preeclampsia es una complicación del embarazo caracterizada por hipertensión arterial (tensión arterial alta) y proteinuria (presencia de proteínas en la orina) después de la semana 20 de embarazo. También se conoce como toxemia gravídica.
La preeclampsia puede ser leve o grave. En los casos más graves, puede provocar complicaciones tanto para la madre como para el feto, como retraso del crecimiento intrauterino, prematuridad, parto prematuro, insuficiencia renal, coagulación intravascular diseminada, hemorragia cerebral, convulsiones (eclampsia) y, en ocasiones, la muerte.

Entre los factores de riesgo de la preeclampsia se encuentran la hipertensión antes del embarazo, la obesidad, la diabetes, los embarazos múltiples, la edad materna avanzada, los antecedentes familiares de preeclampsia, los antecedentes de preeclampsia en un embarazo anterior y ciertas enfermedades autoinmunes.

El tratamiento de la preeclampsia depende de la gravedad de la afección. En los casos más graves, se requiere hospitalización para vigilar a la madre y al feto, y puede ser necesario un parto prematuro para proteger la salud de la madre. En los casos más leves, puede prescribirse un seguimiento regular y medicación para bajar la tensión arterial.

La prevención de la preeclampsia puede resultar difícil, ya que las causas exactas de esta afección no están claramente establecidas. Sin embargo, es aconsejable mantener una dieta equilibrada, hacer ejercicio con regularidad, no fumar, limitar el consumo de alcohol y seguir las recomendaciones médicas para un seguimiento regular del embarazo.

Hemorragia del tercer trimestre

La hemorragia del tercer trimestre es una complicación rara pero grave del embarazo que se produce después de la semana 28 de gestación. Se define como una pérdida de sangre vaginal de origen placentario.
Las causas de la hemorragia del tercer trimestre pueden ser diversas, desde anomalías de la placenta hasta enfermedades maternas como la preeclampsia y la hipertensión. Otras causas son las infecciones, los fibromas uterinos y los traumatismos.

Los síntomas de la hemorragia del tercer trimestre incluyen pérdida de sangre vaginal, dolor abdominal, contracciones uterinas y sufrimiento fetal.
El tratamiento dependerá de la gravedad de la hemorragia y de la salud de la madre y el feto. En casos graves, puede ser necesaria una cesárea de urgencia para salvar la vida de la madre y del bebé. En los casos más leves, puede bastar con reposo en cama, medicación para controlar las contracciones y una estrecha vigilancia.

Es importante tener en cuenta que cualquier pérdida de sangre durante el embarazo debe comunicarse a un profesional sanitario, ya que puede ser un signo de un problema subyacente que requiera atención inmediata.

En conclusión, el embarazo es un momento de la vida de una mujer en el que su salud y la de su bebé pueden correr peligro. Las patologías preexistentes de la madre pueden aumentar el riesgo de complicaciones durante el embarazo, mientras que ciertas complicaciones relacionadas con el propio embarazo pueden surgir sin previo aviso. Por eso es importante que las mujeres embarazadas sean controladas regularmente por un profesional sanitario e informen de cualquier síntoma inusual en cuanto se produzca. Una atención prenatal adecuada puede ayudar a identificar y controlar los riesgos para garantizar un embarazo sano y un parto satisfactorio.

El papel del auxiliar de enfermería de maternidad y ginecología

Las auxiliares de enfermería de maternidad y ginecología desempeñan un papel crucial en el cuidado de las pacientes durante toda su estancia. Trabajan en colaboración con el equipo médico para proporcionar una atención de calidad y garantizar la comodidad de la paciente. En esta sección, exploraremos el papel del auxiliar de enfermería de maternidad y ginecología y sus diversas responsabilidades.

El trabajo de auxiliar de enfermería de maternidad y ginecología

Las auxiliares de enfermería de maternidad y ginecología desempeñan un papel esencial en el apoyo a las mujeres a lo largo de toda su atención. Trabajan en estrecha colaboración con el equipo médico y paramédico para garantizar la comodidad y el bienestar de las pacientes.
Las principales tareas del auxiliar de enfermería de maternidad-ginecología son las siguientes:

- <u>Acoger y orientar a las pacientes</u>: el auxiliar de enfermería es a menudo la primera persona con la que se encuentra una paciente cuando llega a la unidad de maternidad. Por lo tanto, debe ser acogedor, saber escuchar y tranquilizar para que la paciente se sienta cómoda. A continuación, acompañará a la paciente a los distintos departamentos a los que tenga que acudir.
- <u>Asistir a matronas y médicos</u>: los auxiliares sanitarios trabajan en estrecha colaboración con los profesionales sanitarios para ayudarles en las tareas cotidianas. Pueden ayudar con los reconocimientos médicos, preparando a la paciente para el parto o controlando la salud de la paciente y su bebé.
- <u>Cuidar de la comodidad del paciente</u>: el auxiliar de enfermería se asegura de que el paciente esté cómodo. Puede ayudar al paciente a moverse, a

70

ducharse o a comer. También se encargan de limpiar las habitaciones y el equipo médico.

- Ayudar a controlar a la paciente y al bebé: el asistente sanitario ayuda a controlar a la paciente y al bebé. Puede ayudar a comprobar las constantes vitales de la paciente (temperatura, tensión arterial, etc.) y a vigilar al bebé (peso, temperatura, etc.).
- Ayudar a la paciente a amamantar y cuidar al bebé: el auxiliar de enfermería puede ayudar a la paciente a acomodar al bebé para amamantarlo y darle consejos sobre cómo facilitar la lactancia. También puede ayudar a la paciente a dar los primeros cuidados al bebé (cambio de pañales, baño, etc.).
- Participar en la elaboración y el seguimiento de las historias clínicas: la auxiliar de enfermería participa en la actualización de las historias clínicas de pacientes y bebés, garantizando la calidad y la seguridad de la información registrada.

En resumen, la auxiliar de enfermería de maternidad y ginecología desempeña un papel importante a la hora de proporcionar apoyo y comodidad a las pacientes y de colaborar con los profesionales sanitarios para garantizar una atención óptima.

Las competencias necesarias para trabajar como auxiliar de enfermería en maternidad y ginecología

Trabajar como auxiliar de enfermería de maternidad y ginecología es un trabajo apasionante, pero que requiere aptitudes específicas. En primer lugar, las auxiliares de enfermería deben ser capaces de trabajar en equipo, ya que a menudo están en contacto con otros profesionales sanitarios como médicos, enfermeras, matronas, etc. También deben ser pacientes y comprensivos, ya que a menudo están en contacto con pacientes que pueden estar estresados o ansiosos.

Además de esto, el auxiliar de enfermería debe ser capaz de proporcionar cuidados básicos, como tomar la temperatura, medir la tensión arterial, cambiar apósitos, dispensar medicamentos bajo la supervisión de la enfermera, etc. También deben ser capaces de garantizar la higiene de los pacientes y de su entorno, asegurándose de que todo esté limpio y desinfectado. También deben ser capaces de garantizar la higiene de los pacientes y de su entorno, asegurándose de que todo esté limpio y desinfectado.

En maternidad-ginecología, deben conocer en profundidad las diferentes etapas del embarazo, el parto y el nacimiento. También deben ser capaces de ayudar a la madre durante el parto proporcionándole apoyo emocional, tranquilizándola y animándola.
En el periodo posparto, deben ser capaces de ayudar a la madre a cuidar de su bebé enseñándole a cambiar pañales, bañarlo, etc.
Por último, deben actuar con discreción y respetar la intimidad de los pacientes, ya que pueden entrar en contacto con información personal y delicada. También deben ser capaces de comunicarse eficazmente con los pacientes y sus familias, utilizando un lenguaje sencillo y comprensible.

El papel del auxiliar de enfermería de maternidad y ginecología

Como profesionales sanitarios que trabajan como parte de un equipo médico, los auxiliares de enfermería de maternidad y ginecología son responsables de apoyar a los pacientes durante toda su atención. Sus tareas son variadas y pueden incluir

- Acoger y acomodar a la paciente en su habitación del hospital o en la sala de partos;
- Ayudar a los pacientes a vestirse y asearse;
- Asistir al equipo médico durante las consultas y los exámenes ginecológicos;
- Seguimiento de las pacientes en el postoperatorio y en caso de parto;
- Asegúrese de tomar la medicación prescrita por su médico;
- Gestionar las existencias de material médico;
- Ayudar a aplicar los protocolos de salud y seguridad;
- Informe a los pacientes sobre las instrucciones para el alta y las citas de seguimiento.

El auxiliar de enfermería también debe estar disponible y ser comprensivo con los pacientes, escuchándoles y tranquilizándoles si es necesario. Deben colaborar estrechamente con el equipo médico y demostrar profesionalidad en todo lo que hagan.

Acoger y atender a los pacientes

Una de las principales tareas de la auxiliar de enfermería de maternidad y ginecología es acoger y atender a las pacientes que llegan al departamento. Para ello, deben ser capaces de establecer una relación de confianza con ellas y tranquilizarlas si es necesario. También deben asegurarse de que toda la información pertinente sobre su estado de salud, historial médico y embarazo se registra correctamente y se comunica al equipo médico.

Los auxiliares de enfermería de maternidad y ginecología también pueden tener que realizar exploraciones físicas a las pacientes, como tomar la tensión arterial, medir la altura uterina o comprobar la frecuencia cardiaca del feto. Deben ser capaces de llevar a cabo estas tareas con cuidado y precisión, cumpliendo al mismo tiempo los protocolos establecidos.

Además, a menudo son responsables de la monitorización de las pacientes, sobre todo durante el parto. Deben estar atentas a los signos de angustia o complicaciones y alertar inmediatamente al equipo médico si es necesario. También deben ser capaces de asistir a las pacientes durante el parto, ayudarlas a colocarse y a respirar y proporcionarles apoyo moral y psicológico.

También se les puede pedir que lleven a cabo tareas administrativas como la gestión de los expedientes de los pacientes, la preparación de las salas de partos y la gestión de las existencias de material médico. Deben ser capaces de trabajar en equipo con el resto del personal médico y cumplir los procedimientos y protocolos establecidos para garantizar la seguridad y el bienestar de los pacientes.

Ayuda a los profesionales sanitarios

Los auxiliares de enfermería de maternidad y ginecología ayudan a los profesionales sanitarios en su trabajo diario. Pueden ayudar a las matronas y enfermeras a realizar procedimientos médicos como asear a las pacientes, tomar las constantes vitales (temperatura, tensión arterial, pulso, etc.), cambiar vendajes, tomar muestras vaginales o de sangre, preparar a las pacientes para exámenes médicos (ecografías, colposcopias, etc.), etc.
También pueden asistir a los médicos durante las consultas o las intervenciones quirúrgicas. En concreto, se encargan de preparar el quirófano, instalar el equipo necesario, asistir al médico durante la operación y garantizar la seguridad del paciente.
También pueden ayudar a los profesionales sanitarios a gestionar las emergencias. Deben ser capaces de

reaccionar rápidamente en caso de una situación crítica, como una hemorragia o un parto prematuro, y alertar a los profesionales sanitarios adecuados.

Contribuir a la comodidad y el bienestar de los pacientes

Las auxiliares de enfermería de maternidad y ginecología desempeñan un papel fundamental en el confort y el bienestar de las pacientes. Deben estar atentas a las necesidades de las pacientes y anticiparse a sus peticiones para proporcionarles la asistencia adecuada. Para ello, pueden llevar a cabo distintas acciones, como por ejemplo

- Ayudar al paciente con la higiene íntima y proporcionarle ayuda para ir al baño si es necesario
- Colocar a la paciente en una posición cómoda durante la consulta médica o el examen ginecológico
- Satisfacer las necesidades del paciente en cuanto a higiene y comodidad (agua, comida, mantas, etc.)
- Garantizar la limpieza y el orden de las habitaciones y el equipamiento de la unidad de maternidad-ginecología
- Preparar y guardar el material necesario para los distintos exámenes y tratamientos.

También deben escuchar a los pacientes y a sus familias, informándoles sobre los distintos exámenes y procedimientos, tranquilizándoles y apoyándoles si es necesario. Deben mostrar empatía y disponibilidad, y ser capaces de responder a sus preguntas de forma profesional. Por último, deben respetar el secreto médico y garantizar la confidencialidad de la información recabada durante la atención al paciente.

La profesión de auxiliar de enfermería de maternidad y ginecología es esencial para el buen funcionamiento de los servicios sanitarios en este campo. Las competencias y tareas del auxiliar de enfermería garantizan que los pacientes sean recibidos y atendidos con la máxima calidad. Los auxiliares de enfermería desempeñan un papel fundamental ayudando a los profesionales sanitarios y contribuyendo al confort y bienestar de los pacientes. También deben demostrar profesionalidad y empatía hacia los pacientes a los que acompañan a lo largo de sus cuidados. En resumen, el papel del auxiliar de enfermería de maternidad y ginecología es vital para asegurar el bienestar y la seguridad de los pacientes y garantizar una atención de calidad.

Revisiones durante todo el embarazo

Los chequeos a lo largo del embarazo son un elemento clave para garantizar la salud tanto de la madre como del feto. Estos exámenes permiten detectar a tiempo posibles complicaciones y tratarlas rápidamente para evitar complicaciones graves. En esta sección, exploraremos las distintas pruebas de control de que disponen las mujeres embarazadas a lo largo de su embarazo.

Exámenes prenatales recomendados

Durante el embarazo, se recomiendan una serie de exámenes prenatales para controlar la salud tanto de la madre como del feto. Estos son los exámenes prenatales recomendados:

- Control prenatal: Controla la evolución del embarazo y detecta cualquier patología.
- Ecografía obstétrica: Se utiliza para visualizar el feto y comprobar que se está desarrollando correctamente.
- Cribado de la trisomía 21: Se ofrece a todas las mujeres embarazadas.
- Pruebas de detección de infecciones de transmisión sexual (ITS): Se recomiendan al inicio del embarazo.
- Análisis de sangre: Se utilizan para detectar ciertas afecciones como la diabetes gestacional.
- Monitorización: Se utiliza para controlar las contracciones y la frecuencia cardiaca del feto.
-

Estas pruebas son importantes para garantizar un embarazo y un parto seguros tanto para la madre como para el niño.

Consultas prenatales

Las consultas prenatales son citas regulares entre la embarazada y su profesional sanitario a lo largo del embarazo. Permiten controlar la evolución del embarazo y la salud de la madre y el feto. El número de controles prenatales puede variar de un país a otro, pero en general se recomienda acudir a entre 7 y 9 controles, espaciados aproximadamente un mes.

Durante estas consultas, el profesional sanitario mide la tensión arterial de la embarazada, comprueba su aumento de peso y el perímetro de su cintura y realiza un examen ginecológico. También escuchan los latidos del feto con un Doppler y miden su altura uterina para asegurarse de que el feto crece con normalidad.

Durante estas consultas, las mujeres embarazadas también tienen la oportunidad de hacer todas las preguntas que deseen sobre su embarazo, el parto y el cuidado de su bebé después del nacimiento. Estas consultas también permiten al profesional sanitario detectar cualquier problema o complicación y tratarlos con rapidez.
Es importante no perderse estas consultas prenatales para garantizar un embarazo sano y un parto seguro.

Control del crecimiento fetal

La vigilancia del crecimiento fetal es un examen importante durante el embarazo para asegurarse de que el bebé se desarrolla con normalidad. El crecimiento fetal puede controlarse mediante ecografía y medición del útero.

La ecografía de crecimiento suele realizarse entre las semanas 18 y 22 de embarazo para comprobar la altura, el peso y el desarrollo del feto. Esta ecografía también puede utilizarse para detectar cualquier anomalía congénita.
La medición del útero es un método sencillo que consiste en medir la altura del útero. Esta medición suele realizarse en cada cita prenatal a partir de la semana 24 de

embarazo. La medición del útero permite estimar el crecimiento del feto y detectar cualquier problema como el retraso en el crecimiento.

Si se sospecha un retraso del crecimiento fetal, pueden realizarse otras pruebas como una ecografía Doppler o una amniocentesis para confirmar el diagnóstico y evaluar la salud del feto.

Es importante tener en cuenta que el crecimiento fetal puede verse influido por una serie de factores, como la genética, la dieta de la madre, la medicación y las complicaciones del embarazo, por lo que es importante realizar un seguimiento regular para detectar cualquier problema y ponerle remedio rápidamente.

Si se sospecha que hay un problema de crecimiento fetal, el médico puede recomendar un parto prematuro para evitar complicaciones graves.

Ecografías

Las ecografías son una herramienta clave en el seguimiento del embarazo. Permiten ver el feto, comprobar su crecimiento y detectar cualquier anomalía.

En Francia se recomiendan tres ecografías durante el embarazo.

La primera ecografía debe realizarse entre las semanas 11 y 13 de amenorrea (SA). Sirve para determinar la fecha exacta del embarazo, medir la longitud cráneo-caudal del feto y detectar posibles malformaciones.

La segunda ecografía debe realizarse entre los 20 y los 22 años de edad gestacional. Sirve para comprobar el crecimiento del feto, observar los órganos, huesos y extremidades, y detectar cualquier anomalía.

La tercera ecografía, también conocida como ecografía de control o ecografía del tercer trimestre, debe realizarse entre los 32 y los 34 años de edad gestacional. Sirve para comprobar el crecimiento del feto, medir la cantidad de líquido amniótico, comprobar la posición de la placenta y detectar cualquier anomalía.

Además de estas tres ecografías, pueden prescribirse otras pruebas en función del historial médico de la madre o de los factores de riesgo. Por ejemplo, puede realizarse una ecografía de datación si existen dudas sobre la fecha del embarazo, puede prescribirse una ecografía morfológica en profundidad si se detectaron malformaciones durante las primeras ecografías, o puede realizarse una ecografía de seguimiento si existe un retraso del crecimiento intrauterino.

Las ecografías son indoloras y seguras tanto para la madre como para el feto. Las realiza un radiólogo o un profesional sanitario especializado en ecografía obstétrica. Las imágenes obtenidas permiten controlar la evolución del embarazo y garantizar la salud de la madre y del feto.

Situaciones de riesgo

El seguimiento a lo largo del embarazo también nos permite detectar cualquier situación de riesgo para la madre y/o el feto. En tales casos, será necesario aumentar el seguimiento para garantizar que el embarazo progresa sin problemas y tomar las medidas oportunas en caso necesario.

Las situaciones de riesgo más comunes incluyen :

- Embarazos gemelares: El crecimiento de los fetos debe vigilarse con especial cuidado, ya que existe un mayor riesgo de prematuridad, así como de otras complicaciones como el síndrome de transfusión-transfusión.
- Hipertensión inducida por el embarazo: Se controlarán la tensión arterial y los niveles de proteínas en la orina, así como pruebas adicionales

para garantizar que el crecimiento fetal se desarrolla sin problemas.

- Diabetes gestacional: Se controlarán los niveles de azúcar en sangre y se realizarán pruebas adicionales para garantizar que el crecimiento fetal es normal.
- Antecedentes de aborto espontáneo o parto prematuro: se llevará a cabo una mayor vigilancia para evitar complicaciones posteriores.
- Cesárea anterior: Se establecerá un control para prevenir las complicaciones derivadas de una repetición de la cesárea.

En estas situaciones de alto riesgo, los exámenes de seguimiento serán más frecuentes y minuciosos, con el fin de prevenir cualquier complicación o detectar precozmente cualquier problema. Por lo tanto, el seguimiento médico se adaptará al historial individual y a las circunstancias de cada mujer embarazada.

El seguimiento médico del embarazo es esencial para prevenir y tratar cualquier complicación para la madre y el feto. Los chequeos a lo largo del embarazo ayudan a garantizar que éste progresa correctamente y a detectar a tiempo cualquier problema.

Las consultas prenatales, el control del crecimiento fetal y las ecografías son algunas de las revisiones recomendadas para todas las mujeres embarazadas. Sin embargo, en determinadas situaciones de alto riesgo, puede ser necesario realizar exámenes adicionales para garantizar la seguridad tanto de la madre como del feto.

Por ello, es importante que todas las mujeres embarazadas se sometan regularmente a los controles prenatales recomendados y que se pongan en contacto con su médico si tienen algún síntoma o preocupación inusual.

Interrupción
del embarazo,
incluido
el aborto
espontáneo
o inducido,
el embarazo
ectópico
y
el aborto.

La interrupción del embarazo es una decisión difícil para cualquier mujer, ya sea espontánea o inducida. Esta decisión suele tomarse debido a complicaciones médicas, problemas de salud o por motivos personales o sociales. En todos los casos, es importante que la mujer embarazada esté bien informada sobre las opciones que tiene y las consecuencias de cada elección. Este debate requiere un enfoque global por parte de los profesionales sanitarios, que tenga en cuenta los aspectos médicos, psicológicos y éticos de la interrupción del embarazo.

En este contexto, este documento pretende explorar los diferentes tipos de interrupción del embarazo, incluidos el aborto espontáneo e inducido, el embarazo ectópico y el aborto, así como las implicaciones médicas, psicológicas y éticas asociadas.

Abortos espontáneos

Los abortos espontáneos, también conocidos como abortos involuntarios, son interrupciones del embarazo que se producen antes de la semana 20 de gestación. Son relativamente frecuentes y afectan a alrededor del 10-20% de los embarazos conocidos. Los abortos espontáneos pueden deberse a diversos factores, como anomalías cromosómicas en el feto, malformaciones uterinas, infecciones, problemas hormonales y enfermedades crónicas como la diabetes.

Los síntomas más comunes del aborto espontáneo son hemorragia vaginal, calambres abdominales y dolor pélvico. Si se presentan estos síntomas, es importante consultar inmediatamente a un médico. En algunos casos, puede ser necesaria una intervención médica o quirúrgica para completar el aborto espontáneo y evitar posibles complicaciones como infecciones o hemorragias.

Las mujeres que han tenido un aborto espontáneo pueden experimentar una serie de emociones, como tristeza, ira, culpabilidad y ansiedad. A menudo se necesita apoyo emocional y psicológico para ayudar a las mujeres a afrontar estas emociones y superar su pérdida.

Las causas

Los abortos espontáneos pueden tener varias causas, entre ellas :

- **Anomalías cromosómicas**: Las anomalías cromosómicas pueden ser la causa de la mayoría de los abortos espontáneos. Ciertas anomalías pueden impedir el desarrollo normal del embrión, provocando un aborto espontáneo.
- Anomalías anatómicas: Las anomalías anatómicas como los fibromas uterinos, las malformaciones uterinas, las adherencias y las cicatrices también pueden provocar abortos espontáneos.
- **Trastornos hormonales**: Los desequilibrios hormonales, como la deficiencia de progesterona, pueden provocar un aborto espontáneo.
- Infecciones: Las infecciones como la rubéola, la toxoplasmosis, la clamidia y la listeriosis también pueden provocar abortos espontáneos.
- Factores inmunológicos: Algunas mujeres pueden tener anticuerpos que atacan al feto, provocando un aborto espontáneo.

Es importante subrayar que en la mayoría de los casos el aborto espontáneo no está causado por ninguna acción u omisión por parte de la madre, y que la mayoría de las mujeres que sufren un aborto espontáneo pueden tener después un embarazo normal.

En caso de abortos espontáneos repetidos, es necesario un chequeo médico exhaustivo para determinar la causa subyacente.

Los síntomas

Los síntomas de un aborto espontáneo pueden variar de una mujer a otra y dependen de la duración del embarazo. En las primeras fases del embarazo, los síntomas pueden incluir una ligera hemorragia vaginal, calambres abdominales y dolor pélvico. Las mujeres también pueden notar una disminución de las náuseas matutinas, fatiga u otros síntomas del embarazo.

A medida que avanza el embarazo, los síntomas pueden empeorar e incluir una hemorragia vaginal más abundante, dolor abdominal intenso y contracciones uterinas. La mujer también puede notar coágulos de sangre o tejido placentario pasando por la vagina. En algunos casos, puede haber una infección acompañando al aborto espontáneo, que puede provocar fiebre, escalofríos y dolor abdominal intenso.

Es importante tener en cuenta que no todas las hemorragias vaginales durante el embarazo son necesariamente un signo de aborto espontáneo, y que algunas hemorragias pueden ser benignas y deberse a otras causas, como una infección o un traumatismo. No obstante, toda mujer embarazada que experimente hemorragias o dolor debe informar a su médico para eliminar cualquier riesgo de complicaciones graves.

Tratamiento

El tratamiento de los abortos espontáneos depende de la causa, la fase del embarazo y la presencia o ausencia de complicaciones. En la mayoría de los casos, no hay necesidad de intervención médica, ya que el organismo elimina de forma natural los tejidos del embarazo interrumpido. Sin embargo, puede ser necesario un seguimiento médico para asegurarse de que la expulsión es completa y prevenir complicaciones.

En los casos en los que la expulsión no sea completa, puede ser necesaria una intervención médica para evitar infecciones o hemorragias. Esto puede hacerse mediante aspiración manual intrauterina (AMEU) o legrado. En los casos de aborto espontáneo tardío, puede ser necesario tomar medicación para inducir las contracciones y facilitar la expulsión del tejido.

Además de la atención médica, es importante apoyar emocionalmente a la mujer durante este difícil periodo. Pueden ofrecerse recursos como asesoramiento y grupos de apoyo para ayudar a la mujer a afrontar la pérdida de su embarazo.

Es importante señalar que los abortos espontáneos no son infrecuentes y pueden producirse por diversas razones. Es importante no culpar a la mujer por este suceso y proporcionarle el apoyo adecuado durante todo el procedimiento.

Abortos inducidos

Los abortos provocados, también conocidos como interrupción voluntaria del embarazo (IVE), son procedimientos médicos o quirúrgicos destinados a interrumpir un embarazo. Los abortos se realizan generalmente cuando la continuación del embarazo supone una amenaza para la salud de la madre o si el embarazo no es deseado. En Francia, los abortos son legales y se rigen por la ley.

Los abortos médicos pueden realizarse hasta las 7 semanas de embarazo, mientras que los quirúrgicos pueden llevarse a cabo hasta las 14 semanas de embarazo. En algunos casos, los abortos pueden realizarse más tarde en el embarazo, pero esto depende de la legislación local y de las directrices médicas.

La decisión de someterse a un aborto suele ser difícil y debe tomarse de acuerdo con el médico tratante. Antes del aborto, suelen celebrarse consultas médicas para discutir las opciones de tratamiento, los beneficios y los riesgos, así como los posibles efectos secundarios.

Los abortos se realizan en un hospital o en una clínica especializada y suelen ser indoloros y seguros. Sin embargo, como con cualquier procedimiento médico, existen riesgos asociados al aborto, como infecciones, hemorragias y complicaciones relacionadas con la anestesia. La recuperación tras un aborto puede variar en función del método utilizado y de la duración del embarazo.

En Francia, el derecho al aborto está garantizado por la ley del Velo de 17 de enero de 1975, reforzada por la ley de 4 de julio de 2001, que permite a las mujeres solicitar un aborto sin tener que justificarse. La ley también prevé una cláusula de conciencia para los médicos, que pueden negarse a practicar un aborto por motivos personales o religiosos, pero deben remitir a la paciente a otro profesional.

Es importante subrayar que los abortos deben considerarse el último recurso y que la prevención de los embarazos no deseados es primordial. Existen métodos anticonceptivos eficaces que deben utilizarse con regularidad para evitar embarazos no deseados y abortos.

Tipo de aborto inducido

Los abortos provocados, también conocidos como abortos médicos o interrupción voluntaria del embarazo (IVE), son abortos inducidos deliberadamente. Existen dos tipos de aborto inducido: el médico y el quirúrgico.

Los abortos médicos se realizan mediante fármacos que se toman por vía oral o vaginal. Estos fármacos están diseñados para interrumpir el embarazo induciendo contracciones uterinas y expulsando el contenido del útero. Los abortos médicos suelen practicarse durante las primeras ocho semanas de embarazo.

Los abortos quirúrgicos los realiza un médico utilizando instrumentos médicos para vaciar el útero. Estos abortos se realizan generalmente con anestesia local o general. Los abortos quirúrgicos suelen practicarse entre las semanas seis y catorce de embarazo.

Es importante señalar que los abortos provocados sólo deben ser realizados por profesionales sanitarios cualificados y en centros sanitarios adecuados. Los abortos realizados en condiciones inseguras pueden provocar complicaciones graves y potencialmente mortales para la mujer.

Condiciones legales

El aborto inducido es un procedimiento médico regulado por la ley en muchos países. Las condiciones legales para abortar varían de un país a otro.

En Francia, la ley permite el aborto hasta las 12 semanas de embarazo, o hasta las 14 semanas de amenorrea (ausencia de menstruación), a cualquier mujer que lo solicite. Más allá de este periodo, el aborto es posible en algunos casos específicos, como por razones médicas o en casos de grave angustia psicosocial.

Para someterse a un aborto legal en Francia, la mujer debe dar su consentimiento libre e informado tras haber sido plenamente informada de las consecuencias de su elección. También debe haber sido informada de las posibles alternativas, como la adopción, y se le debe haber concedido un periodo de reflexión obligatorio de 48 horas entre la solicitud y el procedimiento.

En otros países, las condiciones legales son diferentes. Por ejemplo, algunos países sólo permiten el aborto si la vida de la madre está en peligro, mientras que otros no lo permiten en absoluto. Por eso es importante informarse sobre la legislación vigente en su país.

En caso de aborto provocado, es importante que la mujer reciba el apoyo médico y psicológico adecuado para evitar complicaciones y ayudarla a superar la terrible experiencia.

Tratamiento

El tratamiento previsto para el aborto provocado depende de varios factores, como el estado de salud de la mujer, la duración del embarazo, el tipo de aborto y la legislación vigente en el país en cuestión.
En los países donde el aborto es legal, las mujeres pueden acudir a una clínica u hospital especializados para someterse al procedimiento. El equipo médico puede ofrecer asesoramiento antes y después del aborto para ayudar a la mujer a superar la terrible experiencia.

El aborto puede realizarse por medios médicos o quirúrgicos. En el caso del aborto médico, se administran fármacos para provocar la contracción del útero y la expulsión del embrión. Este método es eficaz hasta la 9ª semana de embarazo.

En el caso de un <u>aborto quirúrgico,</u> el procedimiento puede realizarse con anestesia general o local, según el caso. Los métodos utilizados son la aspiración o la dilatación y legrado (DyL). El método de aspiración consiste en aspirar el contenido del útero a través de un tubo conectado a una bomba de vacío. El método de dilatación y legrado consiste en dilatar el cuello uterino y luego raspar las paredes del útero para extraer el contenido.

<u>En los países donde el aborto es ilegal</u>, la situación es más compleja. Las mujeres pueden enfrentarse a abortos realizados en condiciones inseguras y sin supervisión médica, lo que puede poner en peligro su vida. En estos casos, es importante concienciar a las mujeres de la importancia de consultar a un profesional sanitario para que el procedimiento se lleve a cabo en condiciones óptimas de seguridad.

Embarazo ectópico

Un embarazo ectópico se produce cuando el óvulo fecundado se implanta fuera del útero, casi siempre en una trompa de Falopio. Esta situación es peligrosa para la salud de la madre y requiere un tratamiento rápido.

Los factores de riesgo del embarazo ectópico incluyen antecedentes de enfermedad inflamatoria pélvica, cirugía abdominal o pélvica, tabaquismo, anticoncepción intrauterina, infertilidad o uso de técnicas de reproducción médicamente asistida.
Los síntomas de un embarazo ectópico pueden incluir dolor abdominal o pélvico, hemorragia vaginal, mareos, debilidad o desmayos, dolor de hombros, dolor de espalda y una sensación general de malestar.

El diagnóstico suele realizarse mediante una ecografía. Si se confirma un embarazo ectópico, es importante interrumpirlo para evitar complicaciones graves, como la rotura de la trompa de Falopio.

La interrupción de un embarazo ectópico puede realizarse quirúrgicamente o con medicación, según las circunstancias y el estado de la paciente. En casos graves, puede ser necesaria una transfusión de sangre o una intervención quirúrgica de urgencia.

Es importante subrayar que el embarazo ectópico no puede llevarse a término y pone en peligro la vida de la madre. Las mujeres que muestren síntomas de embarazo ectópico deben consultar a un médico sin demora para que se les pueda administrar el tratamiento adecuado.

Las causas

Un embarazo ectópico se produce por una implantación anormal del óvulo fecundado fuera del útero, normalmente en las trompas de Falopio. Esta implantación puede producirse como resultado de una obstrucción o daño en las trompas de Falopio, que impide el movimiento normal del óvulo hacia el útero. Otros factores de riesgo son los antecedentes de embarazos ectópicos, las infecciones pélvicas, las malformaciones de las trompas de Falopio y el uso de dispositivos intrauterinos (DIU).

Los embarazos ectópicos son relativamente raros, pero también son una emergencia médica en potencia. Si no se detectan y tratan con rapidez, pueden provocar hemorragias internas y poner en peligro la vida de la madre. Las mujeres que se hayan sometido a una intervención quirúrgica previa en las trompas de Falopio, que tengan antecedentes de infecciones pélvicas o que utilicen un DIU deben estar especialmente atentas a los síntomas de un embarazo ectópico e informar a su médico de cualquier síntoma inusual.

Los embarazos ectópicos no son viables y deben interrumpirse. Las opciones de tratamiento suelen incluir la cirugía para extraer el óvulo fecundado o el uso de un fármaco llamado metotrexato para interrumpir el embarazo. La elección del método depende de la gravedad de la situación y de las preferencias de la paciente.

En todos los casos, es importante que el embarazo ectópico se diagnostique y se trate rápidamente para evitar complicaciones graves y potencialmente mortales.

Los síntomas

Un embarazo ectópico puede ser difícil de diagnosticar porque los síntomas pueden ser variados y similares a los de un embarazo normal. Los signos más comunes son el dolor abdominal bajo, a menudo unilateral, que puede ser agudo o sordo. También puede sentirse dolor en el hombro, el cuello o el recto. Otros síntomas pueden ser una ligera hemorragia vaginal o un flujo de color marrón, mareos, náuseas y vómitos, debilidad, fatiga y micción frecuente.

Es importante tener en cuenta que no todos estos síntomas son específicos de un embarazo ectópico y que también pueden estar relacionados con otras afecciones. Por lo tanto, es fundamental consultar a un profesional sanitario en cuanto aparezcan estos síntomas, para garantizar un diagnóstico preciso y un tratamiento rápido en caso necesario.

En algunos casos, un embarazo ectópico puede provocar la rotura de la trompa de Falopio u otras complicaciones graves como una hemorragia interna, un shock hipovolémico o una septicemia. Por lo tanto, es importante consultar a un profesional sanitario lo antes posible si se sospecha un embarazo ectópico.

En caso de que se confirme el diagnóstico de embarazo ectópico, será necesaria una intervención médica o quirúrgica para evitar complicaciones graves y potencialmente mortales.

Tratamiento

El tratamiento de un embarazo ectópico depende de varios factores, como la localización del embrión, el estado de la paciente y la duración del embarazo. En caso de sospecha de embarazo ectópico, es esencial una consulta médica rápida.
El tratamiento de elección depende de la localización y el tamaño del embrión. Si se detecta pronto, el tratamiento puede consistir en la administración de metotrexato, que detiene el crecimiento del embrión y permite al organismo eliminarlo. Este tratamiento es eficaz en la mayoría de los casos, pero requiere un estrecho seguimiento médico para comprobar la evolución del embarazo y la recuperación de la paciente.

Si el embrión es demasiado grande o está mal colocado para tratarlo con medicación, puede ser necesario recurrir a la cirugía. En este caso, se extrae el embrión, normalmente por laparoscopia, y la trompa dañada puede repararse o extirparse si es necesario.

En todos los casos, es esencial un seguimiento regular para comprobar que el paciente se recupera adecuadamente y evitar posibles complicaciones como infecciones o hemorragias.

Es importante subrayar que el tratamiento de un embarazo ectópico debe ser rápido y adecuado para minimizar los riesgos para la salud de la paciente. En caso de dolor abdominal o hemorragia, es esencial consultar a un profesional sanitario lo antes posible.

Aborto

Un aborto es un procedimiento médico o quirúrgico destinado a interrumpir un embarazo. Este procedimiento es legal en muchos países y puede realizarse por razones médicas o no médicas.

En Francia, el aborto es legal hasta el final de la duodécima semana de embarazo, pero puede practicarse hasta la decimocuarta si lo justifican circunstancias particulares. Más allá de este periodo, el aborto sólo se autoriza si el embarazo supone un riesgo para la salud de la embarazada o si el feto presenta una malformación grave.

Existen dos tipos de aborto: el aborto médico y el aborto quirúrgico.

El aborto farmacológico consiste en tomar una serie de fármacos para interrumpir el embarazo. Este método se utiliza generalmente antes de la séptima semana de embarazo y puede realizarse en casa o en un establecimiento sanitario. Los fármacos utilizados para el aborto médico son la mifepristona y el misoprostol.

El aborto quirúrgico implica un procedimiento quirúrgico para interrumpir el embarazo. Este método se utiliza generalmente después de la séptima semana de embarazo y debe realizarse en un establecimiento sanitario. Los dos tipos más comunes de intervención quirúrgica son la aspiración endouterina y la dilatación y legrado.

La decisión de abortar es personal y debe tomarse consultando a un profesional sanitario. Es importante conocer los riesgos y beneficios de cada método de aborto antes de tomar una decisión.

El aborto puede tener efectos emocionales y físicos en la mujer que se somete al procedimiento. Es importante recibir un seguimiento psicológico y médico tras el procedimiento para garantizar una recuperación completa.

Condiciones legales

La interrupción voluntaria del embarazo es legal en Francia desde la ley del Velo de 1975. Es posible hasta las 12 semanas de embarazo (14 semanas de amenorrea) y, en ciertos casos excepcionales, puede llevarse a cabo hasta las 14 semanas de embarazo (16 semanas de amenorrea).

Sin embargo, el acceso al aborto sigue siendo difícil en algunas regiones y para algunas mujeres, sobre todo debido a la desertización de la medicina, los tiempos de espera y la presión social o religiosa. Por ello es importante que los profesionales sanitarios conciencien a las mujeres de sus derechos en materia de anticoncepción y aborto, y que los métodos anticonceptivos estén disponibles y sean accesibles para todas.
Existen varios tipos de aborto: médico o quirúrgico. El método elegido dependerá de la duración del embarazo y de las preferencias de la paciente.

En Francia, el aborto está cubierto al 100% por el Assurance Maladie, sin anticipos, y se practica en centros autorizados o en establecimientos sanitarios públicos o privados concertados. Las menores también pueden abortar sin el consentimiento de sus padres o tutores legales, pero deben ir acompañadas de un adulto de su elección.
En resumen, la legislación francesa garantiza el derecho al aborto respetando la elección de la mujer y su integridad física y moral, y proporcionando los cuidados médicos y psicológicos necesarios.

Técnicas de aborto

La interrupción voluntaria del embarazo (IVE) está regulada por la ley y debe ser realizada por profesionales sanitarios autorizados y formados para ello. Existen dos técnicas principales de aborto: el aborto médico y el aborto quirúrgico.

El aborto médico se lleva a cabo en dos etapas: en primer lugar, una consulta con un médico para establecer el diagnóstico de embarazo y asegurarse de que el aborto es posible y, a continuación, la administración de fármacos a base de mifepristona y misoprostol. Estos fármacos interrumpen el embarazo a las 48 horas de su toma. Esta técnica es posible hasta las 7 semanas de embarazo.

El aborto quirúrgico es un procedimiento que se realiza en una clínica u hospital bajo anestesia local o general. También es un procedimiento en dos fases: primero se dilata el cuello del útero y después se introduce un tubo de succión o cureta para succionar o extraer el embrión o feto. Esta técnica puede realizarse hasta la semana 14 de embarazo.

En todos los casos, el aborto debe ir precedido de una consulta con un médico que evalúe la situación de la embarazada y le explique las distintas opciones de tratamiento disponibles. El asesoramiento psicológico también es importante y puede ofrecerse a petición de la paciente.

Tratamiento

El coste de una interrupción voluntaria del embarazo (aborto) depende de varios factores, como la fase del embarazo y la elección de la paciente. En Francia, el aborto está cubierto por la Seguridad Social y, por tanto, es accesible a todas las mujeres, independientemente de su situación económica.

Una paciente que desee someterse a un aborto debe consultar primero a un médico o a una matrona, que le proporcionarán toda la información necesaria sobre las diferentes opciones y procedimientos disponibles. La paciente podrá entonces tomar una decisión informada con pleno conocimiento de causa.

Los abortos se realizan en establecimientos sanitarios como centros de planificación familiar, hospitales o clínicas especializadas. Las pacientes pueden elegir entre dos métodos de aborto:

- Aborto médico: este método consiste en tomar un medicamento que provoca la interrupción del embarazo. Generalmente se utiliza hasta las 7 semanas de embarazo. La paciente puede tomar el medicamento en casa, pero debe ser supervisada por un profesional sanitario para garantizar que el aborto se realiza correctamente.
- Aborto quirúrgico: este método consiste en una intervención quirúrgica para extraer el feto del útero. Generalmente se utiliza a partir de la séptima semana de embarazo. La paciente es ingresada en un centro sanitario y la intervención se realiza bajo anestesia local o general.

En ambos casos, la paciente será supervisada por un profesional sanitario después del procedimiento para asegurarse de que no hay complicaciones y para ofrecerle apoyo emocional si es necesario.
Es importante subrayar que el tratamiento del aborto es confidencial y que la paciente debe ser tratada con respeto y sin juzgarla.

La gestión de las interrupciones del embarazo, ya sean espontáneas, inducidas o relacionadas con un embarazo ectópico, requiere una atención especial y una intervención médica rápida. Las causas, los síntomas y los tratamientos varían en función de cada situación, y es importante que los profesionales sanitarios sean capaces de proporcionar una atención adecuada y comprensiva a las pacientes afectadas.

También es importante que las mujeres tengan acceso a una información clara y a una atención de calidad, sea cual sea su decisión con respecto a su embarazo. La legislación sobre el aborto varía de un país a otro, pero es esencial que las mujeres puedan beneficiarse de una atención adaptada a su situación y a sus necesidades, sin juicios ni discriminaciones.

En resumen, la gestión de las interrupciones del embarazo debe abordarse con empatía, profesionalidad y respeto por las decisiones de los pacientes.

El papel
del auxiliar
de enfermería
en las secuelas
del parto,
con
los cuidados
al recién nacido,
las cesáreas,
la lactancia materna
y
los cuidados
al bebé.

El periodo postnatal es el periodo que sigue al parto, que suele durar seis semanas. Durante este periodo, la madre debe recuperarse física y psicológicamente del parto, mientras que el bebé necesita cuidados especiales para garantizar su crecimiento y desarrollo. Las enfermeras desempeñan un papel importante en el cuidado de las madres y los recién nacidos durante este periodo. En esta sección, examinaremos el papel de la auxiliar de cuidados postnatales y las diferentes tareas que se le encomiendan.

El papel del auxiliar de enfermería tras el parto

El papel de la auxiliar de enfermería es crucial en el periodo postnatal, que se refiere al periodo de recuperación de la mujer tras dar a luz. Se trata de un periodo muy importante, ya que tanto la madre como el recién nacido son vulnerables y requieren una estrecha vigilancia. Las enfermeras de maternidad tienen un papel clave en el cuidado de la madre y el recién nacido durante este periodo.

La auxiliar de enfermería trabaja bajo la supervisión de la enfermera y la matrona. Su función es garantizar que la madre y el bebé reciben los cuidados que necesitan para recuperarse tras el parto. Deben ser capaces de identificar rápidamente los signos de complicaciones y colaborar estrechamente con otros miembros del equipo para garantizar que la madre y el bebé reciben los cuidados adecuados.

En esta sección exploraremos en detalle el papel del asistente de cuidados posnatales, centrándonos en la atención a la madre, la cesárea, la lactancia materna y el cuidado del bebé.

Atención a la maternidad

Los cuidados de maternidad son una parte importante del papel de la enfermera de maternidad. Tras dar a luz, la madre permanece bajo la supervisión de profesionales sanitarios de 2 a 4 días. Durante este periodo, la auxiliar de enfermería se asegurará de que la madre se recupera del parto y de que su estado de salud es estable.

La auxiliar de enfermería debe ayudar a la madre a recuperarse proporcionándole los cuidados que necesita para prevenir complicaciones posparto. Esto incluye comprobar la temperatura, la tensión arterial, la frecuencia cardiaca, el estado de las cicatrices de la episiotomía y la presencia de hemorragias. El auxiliar de enfermería también debe ayudar a la madre a levantarse, caminar y ducharse si así lo desea.

Las auxiliares de enfermería también pueden ayudar a la madre a dar el pecho, explicándole las distintas posiciones para alimentar al bebé y tranquilizándola si encuentra alguna dificultad. También pueden ayudar a la madre a descansar cuidando del bebé mientras ella duerme o descansa.

Por último, deben estar alerta ante cualquier complicación posparto, como una infección o una trombosis venosa profunda. También deben ayudar a la madre con los diversos trámites administrativos, como el registro del parto y los trámites de salida de la maternidad.

En resumen, su función es ayudar a las mujeres a recuperarse del parto y proporcionarles el apoyo que necesitan para cuidar de su bebé en las mejores condiciones posibles.

Cesárea

La cesárea es una intervención quirúrgica que se practica a la madre para extraer al bebé del útero. Puede programarse con antelación o realizarse de urgencia en caso de complicaciones durante el parto. Los asistentes sanitarios desempeñan un papel importante en el cuidado de las mujeres a las que se ha practicado una cesárea.

En primer lugar, el asistente sanitario debe asegurarse de que la paciente está bien atendida desde el momento en que llega a la sala de recuperación. Deben controlar las constantes vitales de la paciente, como la tensión arterial, la frecuencia cardiaca y la respiración, y detectar rápidamente cualquier signo de complicación. También es importante asegurarse de que la paciente recibe un alivio adecuado del dolor.

Debe ayudar a la paciente a recuperarse de la anestesia y de la operación. Debe controlar la hemorragia de la paciente y asegurarse de que sus niveles de líquidos y electrolitos se mantienen dentro de los límites normales. También debe ayudar a la paciente a mover las piernas y a levantarse, asegurándose de que no esté demasiado cansada.

Una vez que el paciente se ha recuperado de la operación, el auxiliar de enfermería debe ayudar en el tratamiento de la herida quirúrgica. Deben vigilar la herida en busca de signos de infección y asegurarse de que el paciente recibe los cuidados adecuados.

También debe vigilar el dolor de la paciente y asegurarse de que recibe los analgésicos necesarios.
Por último, la matrona debe proporcionar apoyo emocional a la paciente durante este difícil periodo. Deben escuchar las preocupaciones de la paciente y tranquilizarla,

proporcionándole información sobre lo que está ocurriendo y tranquilizándola sobre la salud de su bebé.

En resumen, su papel en el cuidado de las mujeres a las que se ha practicado una cesárea es crucial para garantizar que la paciente se recupere rápidamente de la operación y que su bebé goce de buena salud.

Lactancia materna

La lactancia materna es un tema importante para las nuevas madres y sus bebés. Las enfermeras de maternidad desempeñan un papel crucial en el apoyo a la lactancia materna.

El papel de la auxiliar de enfermería comienza con la enseñanza de las técnicas de lactancia. Deben ser capaces de aconsejar y ayudar a la madre a encontrar la posición adecuada para amamantar a su bebé y garantizar un buen agarre. El auxiliar de enfermería también debe ser capaz de responder a las preguntas de la madre sobre la producción de leche, la frecuencia de la lactancia, la duración de las tomas, etc.

En caso de dificultad o dolor durante la lactancia, deben ser capaces de evaluar la situación y sugerir soluciones, como controlar el dolor, aplicar crema hidratante en los pezones o utilizar técnicas de relajación.

También se les puede pedir que ayuden a la madre a extraerse la leche y almacenarla para su uso posterior, si es necesario.

Por último, debe animar y apoyar a la madre en su decisión de amamantar, respetando al mismo tiempo las opciones personales de cada madre a la hora de alimentar a su bebé.

En algunos casos en los que la lactancia materna no es posible o no se desea, el cuidador también puede desempeñar un papel importante ayudando a la madre a comprender las distintas opciones de alimentación para su bebé, como la leche artificial.

En resumen, el papel del cuidador de maternidad en la lactancia consiste en proporcionar apoyo educativo y emocional a la madre, fomentar la lactancia y ayudar a la madre a superar las dificultades asociadas a la lactancia, respetando al mismo tiempo las decisiones personales de cada madre sobre la alimentación de su bebé.

Cuidado del bebé

El cuidado del bebé también forma parte del papel de la asistente de cuidados postnatales. Nada más nacer, el bebé debe ser examinado para comprobar que goza de buena salud y que no presenta ningún problema particular.

El auxiliar de enfermería debe ayudar a la madre a cuidar de su bebé enseñándole a cambiarlo, lavarlo, darle de comer, dormirlo, etc. También debe asegurarse de que el bebé se mantiene en condiciones higiénicas óptimas para evitar cualquier infección. También debe asegurarse de que el bebé se mantiene en condiciones higiénicas óptimas para evitar cualquier infección.

También puede ayudar a las madres a afrontar la posible melancolía posparto u otras dificultades que surjan durante la lactancia o el cuidado del bebé.

En caso de que se produzca un problema de salud que afecte al recién nacido, debe informarse inmediatamente al profesional sanitario para que pueda tomar las medidas adecuadas.

Por último, también deben ocuparse del bebé mientras la madre está fuera, sobre todo en lo que respecta a su alimentación y comodidad. También pueden desempeñar un papel importante proporcionando apoyo emocional a las madres que puedan sentirse abrumadas o ansiosas por la responsabilidad de cuidar a un recién nacido.

En conclusión, el papel de la auxiliar de cuidados postnatales es esencial para la recuperación y el bienestar de la madre y el recién nacido. Los cuidados del recién nacido, la cesárea, la lactancia y el cuidado del bebé requieren una gran atención y un apoyo personalizado por parte del auxiliar de enfermería. La calidad de los cuidados prestados durante este periodo crucial también contribuye al éxito de la lactancia y a la prevención de complicaciones posparto.

Una formación adecuada, un conocimiento profundo de las distintas técnicas y una buena comunicación con las pacientes y otros profesionales sanitarios son, por tanto, claves para el éxito de los cuidados posnatales.

Situaciones que requieren la intervención del equipo psicosocial

La intervención del equipo psicosocial suele ser necesaria para ayudar a las personas que se enfrentan a situaciones emocionales y psicológicas difíciles. En muchos contextos, los profesionales sanitarios necesitan ayuda adicional para proporcionar un apoyo adecuado a los pacientes. En este contexto, el equipo psicosocial puede intervenir para ayudar a resolver problemas y gestionar situaciones difíciles. Este equipo está formado por profesionales formados y con experiencia en la prestación de asistencia psicológica, social y emocional. A continuación veremos las diferentes situaciones que requieren la intervención del equipo psicosocial.

Situaciones que requieren la intervención del equipo social

El equipo psicosocial puede intervenir en diversas situaciones en las que los pacientes tienen necesidades emocionales, relacionales o sociales particulares que deben tenerse en cuenta. Algunas de las situaciones más comunes que requieren la intervención del equipo psicosocial son :

- Enfermedades crónicas: Los pacientes con enfermedades crónicas suelen necesitar apoyo emocional y práctico para hacer frente a su enfermedad, así como para gestionar los efectos en su vida cotidiana. El equipo psicosocial puede ayudar a estos pacientes a gestionar sus emociones, navegar por el sistema sanitario y encontrar recursos que les ayuden a vivir con su enfermedad.
- Trastornos psiquiátricos: Los pacientes con trastornos psiquiátricos suelen tener necesidades complejas que requieren la intervención de especialistas. El equipo psicosocial puede ayudar a estos pacientes a encontrar el tratamiento adecuado, comprender su enfermedad y controlar sus síntomas.

- Trauma: Los pacientes que han sufrido un trauma, como abusos físicos o sexuales, accidentes graves o acontecimientos traumáticos, pueden necesitar apoyo emocional para recuperarse de su experiencia. El equipo psicosocial puede ayudar a estos pacientes a gestionar sus emociones, superar su trauma y encontrar formas de hacer frente a los efectos a largo plazo de su experiencia.
- Trastornos alimentarios: Los pacientes con trastornos alimentarios, como anorexia o bulimia, suelen tener necesidades emocionales y prácticas complejas que requieren una intervención especializada. El equipo psicosocial puede ayudar a estos pacientes a encontrar un tratamiento adecuado, a comprender su enfermedad y a controlar sus síntomas.
- Problemas de adicción: Los pacientes con adicciones, ya sea a las drogas, al alcohol o a otras sustancias, suelen necesitar apoyo emocional y práctico para superar su dependencia. El equipo psicosocial puede ayudar a estos pacientes a encontrar un tratamiento adecuado, a controlar los síntomas de abstinencia y a encontrar formas de hacer frente a los efectos a largo plazo de su adicción.
- Problemas de relación: Los pacientes con problemas de relación, como conflictos familiares, problemas matrimoniales o dificultades para comunicarse con los demás, pueden necesitar apoyo emocional para resolver sus problemas. El equipo psicosocial puede ayudar a estos pacientes a entender sus relaciones, mejorar su comunicación y encontrar formas de resolver los conflictos.
- Problemas financieros: Los pacientes con problemas financieros, como grandes deudas o dificultades para pagar las facturas médicas, pueden necesitar apoyo práctico para resolver sus problemas. El equipo psicosocial puede ayudar a estos pacientes a entender sus opciones financieras, a encontrar

recursos que les ayuden a pagar las facturas médicas y a gestionar su presupuesto.

- Problemas de adaptación: pacientes que tienen dificultades para adaptarse a cambios importantes en su vida, como perder un trabajo o mudarse de casa.

Trastornos psicológicos

Los trastornos psicológicos pueden ser muy variados y aparecer en cualquier momento de la vida. En el contexto del tratamiento médico, pueden incluir trastornos de ansiedad, depresión, trastornos bipolares, trastornos alimentarios, adicciones, trastornos del comportamiento o trastornos de la personalidad.

En el ámbito perinatal, estos trastornos pueden ser especialmente difíciles de tratar porque pueden afectar a la salud mental tanto de la madre como del bebé. Pueden aparecer durante el embarazo, el parto o en las semanas posteriores al nacimiento.

El equipo psicosocial puede ayudar a evaluar la situación y aplicar estrategias de tratamiento adecuadas. También puede ofrecer sesiones de apoyo para ayudar al paciente a hacer frente a estos problemas.

Por último, el equipo psicosocial colabora estrechamente con los demás miembros del equipo médico para garantizar una atención integral y coordinada para la paciente y su hijo.

Depresión posparto

La depresión posparto es una forma de depresión que se produce después del parto. Está causada por una combinación de factores hormonales, psicológicos y sociales. Esta afección puede darse tanto en las madres como en los padres, y puede tener un impacto negativo en el bienestar de la familia. Los síntomas de la depresión posparto incluyen tristeza persistente, aumento de la ansiedad, problemas de sueño, cambios de humor, dificultad para concentrarse y sentimientos de inutilidad o culpabilidad.

El equipo psicosocial puede ayudar proporcionando una evaluación de salud mental, apoyo emocional y recursos para gestionar la depresión posparto. Pueden recomendar terapias, grupos de apoyo y medicación si es necesario. El equipo también puede trabajar con la pareja, la familia y los amigos para establecer un plan de apoyo para la depresión posparto.
o ayudar a la madre o al padre a curarse.
Es importante que los profesionales sanitarios conozcan los síntomas de la depresión posparto y puedan ofrecer el apoyo y la orientación adecuados. La detección y el tratamiento precoces de la depresión posparto pueden ayudar a mejorar la salud mental de la madre o el padre y de su familia en su conjunto.

La tristeza posparto

La melancolía posparto es algo común y normal en las mujeres poco después de dar a luz. Suele caracterizarse por mal humor, cambios de humor, tristeza, ansiedad y cansancio. Estos síntomas suelen ser leves y suelen desaparecer por sí solos entre unos días y unas semanas después del parto.

La melancolía posparto suele deberse a los cambios hormonales que se producen tras el parto, así como a la adaptación a un nuevo papel como madre. Las mujeres también pueden experimentar ansiedad o estrés relacionados con el cuidado del recién nacido, la recuperación del parto y los cambios en su vida cotidiana.

El papel del equipo psicosocial en la gestión de la melancolía posparto es escuchar a las mujeres, tranquilizarlas y proporcionarles apoyo emocional. El equipo también puede aconsejar sobre la gestión del estrés y la ansiedad, y sobre los cuidados del recién nacido.
En la mayoría de los casos, la melancolía posparto no requiere tratamiento médico. Sin embargo, si los síntomas persisten o empeoran, es importante consultar a un profesional de la salud mental para obtener ayuda.

Ansiedad relacionada con el embarazo y el parto

La ansiedad relacionada con el embarazo y el parto es un trastorno psicológico común entre las mujeres embarazadas y las madres recientes. Puede manifestarse de diversas formas, como pensamientos recurrentes e incontrolables sobre la salud del bebé, temores relacionados con el parto y la paternidad, y una preocupación excesiva por los síntomas físicos.

Estos síntomas pueden tener un impacto significativo en la calidad de vida de la madre, en su bienestar emocional y, por extensión, en la relación con su bebé. La ansiedad también puede tener efectos en la salud física tanto de la madre como del bebé.

El equipo psicosocial puede desempeñar un papel crucial en el control de la ansiedad relacionada con el embarazo y el parto. Pueden ofrecer asesoramiento y apoyo emocional para ayudar a las mujeres a hacer frente a sus miedos y preocupaciones. El equipo también puede recomendar terapias conductuales y cognitivas para ayudar a las mujeres a controlar sus síntomas.

Es importante subrayar que la ansiedad ante el embarazo y el parto no debe verse como un signo de debilidad o de mala crianza. Es una afección común que puede afectar a cualquiera y que puede tratarse eficazmente con el apoyo adecuado.

Trastornos alimentarios

Los trastornos alimentarios son una situación que puede requerir la intervención del equipo psicosocial con una paciente embarazada o que haya dado a luz recientemente. Los trastornos alimentarios incluyen la anorexia, la bulimia y la alimentación compulsiva. Las mujeres que sufren trastornos alimentarios pueden enfrentarse a dificultades adicionales cuando están embarazadas o han dado a luz recientemente, ya que su dieta puede tener un impacto directo en la salud del feto o del recién nacido.

Las mujeres que padecen anorexia pueden sufrir complicaciones durante el embarazo, como bajo peso al nacer, prematuridad o problemas de desarrollo. También son más propensas a sufrir hipertensión, diabetes gestacional y complicaciones obstétricas como el parto prematuro. Las mujeres que sufren bulimia también pueden experimentar complicaciones, como un aumento excesivo de peso durante el embarazo, hipertensión y un mayor riesgo de cesárea.

Las mujeres que padecen una alimentación compulsiva también pueden tener dificultades durante el embarazo y el posparto. Pueden experimentar un aumento excesivo de peso durante el embarazo, lo que puede provocar hipertensión y diabetes gestacional. Después de dar a luz, pueden ser más propensas a sufrir depresión posparto y les puede resultar difícil perder el peso que ganaron durante el embarazo.

El equipo psicosocial puede ayudar a las pacientes con trastornos alimentarios trabajando con ellas para desarrollar un plan de gestión de su alimentación durante el embarazo y el posparto. Esto puede implicar consultas con un dietista, terapias conductuales y apoyo para ayudar a la paciente a gestionar los aspectos emocionales de su trastorno alimentario. También puede ser importante poner en marcha protocolos para controlar el crecimiento y el desarrollo del feto o del recién nacido, para asegurarse de que está recibiendo los nutrientes que necesita para desarrollarse de forma saludable.

En resumen, los trastornos alimentarios son una situación que requiere la intervención del equipo psicosocial con las mujeres embarazadas o que han dado a luz recientemente, para ayudarlas a gestionar su dieta durante este periodo crítico y garantizar que su bebé reciba los nutrientes que necesita para crecer y desarrollarse adecuadamente.

Dificultades sociales

Las dificultades sociales también pueden requerir la intervención del equipo psicosocial de maternidad. Puede tratarse de mujeres en situación precaria o vulnerable, madres solteras, mujeres víctimas de violencia doméstica o inmigrantes. Estas situaciones pueden repercutir en el embarazo y el parto, así como en la salud mental de la madre y el niño.

En estas situaciones, el equipo psicosocial puede ofrecer apoyo social, orientando a las mujeres hacia las estructuras de apoyo y ayudándolas a acceder a los derechos y prestaciones sociales que les corresponden. El equipo también puede ofrecer apoyo psicológico para ayudar a las mujeres a hacer frente a sus dificultades y desarrollar habilidades parentales.

Es importante subrayar que las dificultades sociales pueden agravar los problemas de salud mental, y viceversa. Por eso es esencial una atención integral, que tenga en cuenta los aspectos médicos, psicológicos y sociales, para promover la salud mental de madres e hijos.

Dificultades financieras

Las dificultades económicas también pueden ser una situación que requiera la intervención del equipo psicosocial. Los costes asociados al embarazo, el parto y el cuidado del bebé pueden ser muy elevados, especialmente para las familias con bajos ingresos o las que carecen de un seguro médico adecuado.
Los padres también pueden experimentar dificultades económicas como resultado de una ausencia prolongada del trabajo o de la pérdida del empleo debido al embarazo o al nacimiento de su hijo. Esto puede provocar dificultades para pagar el alquiler, la comida y otros gastos de subsistencia. Los padres pueden sentirse estresados y ansiosos ante la idea de no poder mantener a su familia.

El equipo psicosocial puede ayudar a los padres a encontrar los recursos financieros disponibles para ayudarles a superar esta difícil situación. Esto puede incluir programas de asistencia del gobierno, organizaciones benéficas locales u organizaciones sin ánimo de lucro que ofrezcan servicios de apoyo financiero. Los miembros del equipo también pueden ayudar a los padres a establecer un presupuesto y planificar sus gastos para reducir el estrés financiero.

Problemas de vivienda

Los problemas de vivienda también pueden requerir la intervención del equipo psicosocial. Las mujeres embarazadas o los nuevos padres pueden enfrentarse a problemas de vivienda como hacinamiento, vivienda insegura, pobreza, saneamiento deficiente o falta de intimidad. Estos problemas pueden repercutir en la salud mental de los padres y en el desarrollo de su hijo. El equipo psicosocial puede ayudar a los padres a encontrar soluciones temporales o a largo plazo, como el acceso a viviendas sociales, planes de subsidio de alquiler o alojamiento de emergencia.

La falta de alojamiento también puede ser un factor de estrés adicional para los padres que tienen un hijo en el hospital o que necesitan acudir con frecuencia a las citas médicas. El equipo psicosocial puede ayudar a los padres a encontrar un alojamiento temporal cerca del hospital o de los servicios sanitarios para facilitar el acceso a los cuidados de su hijo.

Aislamiento social

El aislamiento social es una situación en la que una persona se encuentra sola, sin una interacción social significativa con los demás. Esto puede deberse a diversos factores, como el traslado a una nueva zona, la pérdida de contacto con amigos o familiares o la propia situación de la persona, como una discapacidad o una enfermedad. El aislamiento social también puede darse en mujeres embarazadas o madres jóvenes que pueden sentirse solas o aisladas debido a los grandes cambios que se están produciendo en sus vidas.

El equipo psicosocial puede ayudar a estas mujeres proporcionándoles apoyo social y emocional, ayudándolas

118

a conectar con otras mujeres de su comunidad, ofreciéndoles consejos sobre cómo mantener las relaciones sociales y buscando ayuda cuando la necesiten.

Además, el aislamiento social puede provocar a menudo problemas de salud mental, como depresión o ansiedad, y también puede afectar a la capacidad de la mujer para cuidar de sí misma y de su bebé. Por lo tanto, es importante tener en cuenta la dimensión psicológica del aislamiento social y garantizar que las mujeres que lo sufren reciban el apoyo psicológico que necesitan para mantener su bienestar mental.

Por último, es esencial que los profesionales sanitarios colaboren estrechamente con los servicios sociales para ayudar a las mujeres que sufren aislamiento social a obtener la ayuda que necesitan para superar su situación. Los servicios sociales pueden ayudar a las mujeres a encontrar recursos comunitarios, acceder a programas de apoyo y recibir ayuda económica para que puedan mantenerse a sí mismas y a sus familias.

Violencia doméstica

La violencia doméstica es un problema grave que puede requerir la intervención del equipo psicosocial. Las mujeres embarazadas y las que acaban de dar a luz son especialmente vulnerables a esta violencia, que puede ser física, psicológica o sexual. Las consecuencias pueden ser muy graves para la salud mental y física de la mujer, así como para la de su bebé.

El equipo psicosocial puede participar en la detección de la violencia doméstica, haciendo preguntas a la mujer durante las consultas prenatales y postnatales, ofreciéndole un entorno seguro en el que hablar de ello y remitiéndola a los servicios adecuados. El equipo también puede ofrecer apoyo psicológico y ayuda con la seguridad de la mujer, como asistencia para establecer un plan de seguridad y acceso a un refugio para mujeres víctimas de la violencia.

Es importante que el equipo psicosocial colabore estrechamente con los profesionales sanitarios y las organizaciones comunitarias para ayudar a las mujeres maltratadas a obtener la ayuda que necesitan para salir de su situación de maltrato.

Violencia física

La violencia física es un tipo de violencia doméstica que puede requerir la intervención del equipo psicosocial. Consiste en actos físicos destinados a causar lesiones, dolor o daños físicos a la víctima. Estos actos pueden incluir golpes, bofetadas, mordiscos, quemaduras o incluso agresiones sexuales.

Las consecuencias de la violencia física pueden ser graves y a largo plazo, provocando traumas físicos, dolor crónico, lesiones internas y externas, discapacidades permanentes e incluso la muerte. Las mujeres embarazadas son especialmente vulnerables a la violencia física, ya que pueden poner en peligro su propia vida y la del feto.

Es importante reconocer los signos de violencia física y tomárselo en serio. El equipo psicosocial puede ayudar a las víctimas a salir de esta situación informándolas de sus derechos y remitiéndolas a los servicios de apoyo y protección adecuados. También pueden ayudar a garantizar la seguridad de la víctima y de su hijo remitiéndolos a un alojamiento temporal y poniendo en marcha medidas de protección como órdenes de alejamiento.

Por último, el equipo psicosocial también puede ayudar a las víctimas a superar el trauma causado por la violencia física, proporcionándoles apoyo emocional y remitiéndolas a servicios especializados de salud mental si es necesario.

Violencia psicológica

La violencia psicológica es uno de los tipos de violencia doméstica que pueden requerir la intervención del equipo psicosocial. Puede adoptar muchas formas, como la desvalorización, la manipulación, la culpabilización, el aislamiento social, la coacción, las amenazas o la intimidación.

Durante el embarazo y después del parto, las mujeres pueden ser especialmente vulnerables al abuso emocional por parte de sus parejas, ya que a menudo se encuentran aisladas y necesitadas de apoyo. Los signos de maltrato emocional pueden incluir una disminución de la autoestima, sentimientos de inseguridad, aumento de la ansiedad, trastornos del sueño, depresión y tendencia al aislamiento.
Es esencial que los profesionales sanitarios conozcan estos signos y sean capaces de identificar a las mujeres que pueden ser víctimas de violencia psicológica. Pueden proporcionarles apoyo emocional, información sobre los recursos disponibles para ayudarlas a salir de la situación y un plan de seguridad para protegerlas de futuros actos de violencia.

El equipo psicosocial también puede ofrecer servicios de asesoramiento y terapia para ayudar a las mujeres a superar los efectos de la violencia psicológica y reconstruir sus vidas. También pueden ofrecer servicios de mediación familiar para ayudar a las parejas a comunicarse y resolver los conflictos de forma constructiva.

Violencia sexual

La violencia sexual es una forma de violencia doméstica que puede producirse durante el embarazo o después del parto. Puede incluir comportamientos como la coacción sexual, la violación, la agresión sexual o cualquier otro acto sexual no consentido.

Las mujeres víctimas de violencia sexual pueden experimentar una serie de dificultades emocionales y físicas, como dolor vaginal, traumas físicos, infecciones de transmisión sexual, embarazos no deseados, trastornos del sueño, ansiedad, depresión y estrés postraumático.

Es importante señalar que la violencia sexual es un delito y que es esencial que las víctimas reciban el apoyo y la asistencia adecuados. El equipo psicosocial puede desempeñar un papel crucial ayudando a las mujeres a acceder a la atención médica y a la asistencia jurídica que necesitan para protegerse y recuperarse de la violencia sexual.

Duelo perinatal

El duelo perinatal es una situación que requiere la intervención del equipo psicosocial. Se trata de la pérdida de un hijo durante el embarazo o poco después del parto, ya sea por aborto espontáneo, interrupción médica del embarazo, parto prematuro o síndrome de muerte súbita del lactante.

Estas situaciones pueden ser muy difíciles para los padres, que pueden sentir una gran tristeza, rabia, culpabilidad e impotencia. Los profesionales del equipo psicosocial deben ser capaces de escuchar a los padres, apoyarles en su duelo, ayudarles a comprender lo que ha sucedido y a encontrar formas de afrontar su pérdida.

También es importante informar a los padres sobre las distintas opciones de atención disponibles, como el asesoramiento psicológico, los grupos de apoyo para padres en duelo y las opciones de duelo ritual o ceremonial, como la bendición o el entierro del cuerpo del niño.

Los profesionales del equipo psicosocial también deben ser capaces de trabajar en colaboración con otros miembros del equipo sanitario, como obstetras, matronas y pediatras, para garantizar una atención integral y coherente a los padres.

Aborto espontáneo

El aborto espontáneo es una interrupción involuntaria del embarazo que se produce antes de la semana 20. Por desgracia, es frecuente y afecta a alrededor del 15-20% de los embarazos. Esta situación suele ser difícil para los padres, que pueden sentir un fuerte sentimiento de pérdida y tristeza.

Se puede recurrir al equipo psicosocial para que preste apoyo emocional y moral a los padres. Los profesionales pueden ayudar a los padres a comprender lo que ha ocurrido, a hacer el duelo y a superar su pena. También pueden ayudarles con los trámites administrativos y médicos asociados al aborto espontáneo.

Es importante tener en cuenta la dimensión emocional del aborto espontáneo y ofrecer a los padres una atención integral. En particular, los profesionales pueden remitirles a grupos de apoyo donde puedan hablar con otras personas que hayan pasado por una situación similar.

Mortinatos

La muerte neonatal, o muerte fetal in utero (FDIU), es un acontecimiento trágico en el que un feto muere en el útero después de la semana 20 de embarazo y antes del parto. Esta situación puede tener importantes repercusiones psicosociales para los padres, en particular para la madre, que sufre una pérdida significativa y a menudo inesperada.

Cuando se produce un acontecimiento de este tipo, el equipo psicosocial puede desempeñar un papel clave proporcionando apoyo emocional y ayudando a los padres a sobrellevar su duelo. Los cuidadores también pueden desempeñar un papel importante apoyando a los padres en el cuidado físico de su bebé fallecido. Esto puede incluir el aseo y la conservación del cuerpo, así como la toma de fotografías y la creación de recuerdos para los padres.

Es importante que el equipo psicosocial reconozca el dolor y la pena que sienten los padres y les dé el tiempo y el espacio que necesitan para elaborar su duelo. También pueden ayudar a remitir a los padres a recursos de apoyo adicionales, como grupos de apoyo para padres que han experimentado una pérdida perinatal o terapia individual.

En última instancia, es esencial que los padres se sientan apoyados y escuchados durante este difícil periodo, y que los miembros del equipo médico y psicosocial trabajen juntos para proporcionarles el apoyo que necesitan.

Síndrome de muerte súbita del lactante

El síndrome de muerte súbita del lactante (SMSL) es la muerte inesperada e inexplicable de un bebé menor de un año. Puede producirse durante el sueño o en cualquier otro contexto, y no puede explicarse por ninguna enfermedad o afección conocida. Aún no se conocen bien las causas del

SMSL, pero está ampliamente aceptado que los factores ambientales, biológicos y de comportamiento pueden contribuir a su aparición.

Se puede recurrir al equipo psicosocial para ayudar a los padres a afrontar la pérdida de su hijo y superar su duelo. Los profesionales del equipo pueden ofrecer una escucha atenta y apoyo emocional, así como consejos para ayudar a los padres a superar este difícil periodo.

También se puede ayudar a los padres a reflexionar sobre las posibles causas de la muerte de su hijo y sobre las medidas que pueden tomar para evitar que una tragedia así vuelva a ocurrir en el futuro. Los profesionales también pueden ayudar a los padres a afrontar los sentimientos de culpa y rabia que pueden surgir tras la pérdida de un hijo, y a encontrar formas de recordar a su bebé.

Por último, el equipo psicosocial puede ayudar a los padres a gestionar las consecuencias sociales y familiares de la muerte de su hijo, como la vuelta al trabajo y a las actividades sociales, así como a las relaciones con amigos y familiares. Es importante que los padres reciban apoyo y ayuda durante este difícil periodo para que puedan empezar a reconstruirse y recuperarse de la pérdida.

Las acciones del equipo psicosocial

El equipo psicosocial interviene en diversas situaciones para apoyar a los pacientes y ayudarles a afrontar sus dificultades.

Para trastornos psicológicos como la depresión posparto, la melancolía posparto, la ansiedad relacionada con el embarazo y el parto o los trastornos alimentarios, el equipo psicosocial puede ofrecer sesiones de apoyo psicológico, entrevistas individuales o en grupo, terapias cognitivas y conductuales y actividades en grupo para ayudar a las pacientes a comprender y gestionar mejor sus emociones.

En caso de problemas sociales como dificultades económicas, problemas de vivienda, aislamiento social o violencia doméstica, el equipo psicosocial puede ayudar a los pacientes a encontrar soluciones concretas a sus problemas poniéndoles en contacto con los servicios sociales, asociaciones locales u organizaciones de apoyo.

Para los duelos perinatales como el aborto espontáneo, la muerte neonatal o el síndrome de muerte súbita del lactante, el equipo psicosocial puede ofrecer sesiones de apoyo individuales o en grupo, sesiones de terapia, actividades conmemorativas y espacios para la meditación.
El equipo psicosocial también puede trabajar en colaboración con los profesionales sanitarios para proporcionar una atención integral a los pacientes, asegurándose de que se tiene en cuenta su salud física y psicológica y coordinando la atención necesaria con otros profesionales sanitarios.

En resumen, la misión del equipo psicosocial es proporcionar apoyo psicológico y social a los pacientes que atraviesan momentos difíciles, ofreciéndoles asistencia personalizada y ayudándoles a encontrar soluciones prácticas a sus problemas.

Escucha y apoyo

La escucha y el apoyo son acciones clave del equipo psicosocial. Es esencial que los profesionales escuchen atentamente a las personas con dificultades, que les ofrezcan un oído comprensivo, sin juzgarlas ni criticarlas. El equipo psicosocial debe ser capaz de comprender las necesidades y expectativas de las personas a las que apoya para proponer soluciones adecuadas.

Escuchar es un proceso activo que implica estar atento y receptivo a las necesidades de las personas que sufren. Ayuda a crear una relación de confianza entre los profesionales y las personas afectadas, animándolas a expresar sus emociones y preocupaciones. Escuchando atentamente, es posible comprender mejor las dificultades de las personas y ayudarles a superar sus problemas.

El apoyo es una acción que permite a los profesionales guiar a las personas con dificultades a través de su itinerario asistencial. Esto implica informarles de las diferentes opciones que tienen a su disposición, ayudarles a comprender los problemas y las implicaciones de sus elecciones y apoyarles a lo largo de todo el proceso. Los profesionales deben ser capaces de proporcionar un apoyo personalizado y adaptado a las necesidades de cada individuo.

En las situaciones que requieren la intervención del equipo psicosocial, la escucha y el acompañamiento permiten proponer soluciones concretas adaptadas a cada situación. Los profesionales deben ser capaces de orientar a las personas en dificultades hacia los recursos adecuados para satisfacer sus necesidades. Esto puede incluir derivaciones a profesionales de la salud mental, servicios sociales, asociaciones locales o grupos de apoyo.

En resumen, la escucha y el apoyo son acciones clave para el equipo psicosocial en las situaciones que requieren su intervención. Estas acciones permiten a los profesionales establecer una relación de confianza con las personas con dificultades, comprender sus necesidades y expectativas, y apoyarles en sus cuidados ofreciéndoles soluciones adecuadas.

Aplicar soluciones prácticas

Poner en práctica soluciones concretas es una parte importante de lo que hace el equipo psicosocial para ayudar a las personas con dificultades. Dependiendo de la situación, esto puede incluir consejos para controlar el estrés, derivación a servicios especializados, ayuda financiera o material, o mediación para resolver conflictos.

En el caso de los trastornos psicológicos, el equipo psicosocial puede ayudar a poner en marcha estrategias para gestionar las emociones, ofrecer consejos sobre el sueño y la dieta y remitir a los pacientes a profesionales de la salud mental para que reciban terapia individual o de grupo.

En caso de dificultades sociales, el equipo puede ayudar a inscribir a las personas en los servicios sociales, proporcionar información sobre los programas de apoyo a las familias con bajos ingresos e incluso ofrecer asesoramiento sobre el cuidado de los niños.

En caso de violencia doméstica, el equipo psicosocial puede ayudar a establecer un plan de seguridad para la víctima, ofrecerle ayuda para encontrar alojamiento temporal y remitirla a los servicios jurídicos para solicitar una orden de protección.

En todos los casos, el equipo psicosocial trabaja con la persona afectada para encontrar soluciones adaptadas a su situación particular y a sus necesidades específicas.

Remisión a profesionales especializados

Cuando se identifican situaciones que requieren la intervención del equipo psicosocial, es importante que el equipo asistencial tome medidas concretas para ayudar a los pacientes. Una de las acciones que puede emprender el equipo es derivar al paciente a profesionales especializados que puedan atender mejor sus necesidades.

Estos profesionales pueden ser psicólogos, psiquiatras, trabajadores sociales o consejeros matrimoniales y familiares, dependiendo de la naturaleza de las dificultades a las que se enfrente el paciente. El equipo psicosocial puede ayudar a evaluar las necesidades del paciente y recomendar los profesionales más adecuados para satisfacerlas.

La derivación a profesionales especializados también puede implicar la ayuda para reservar citas y el seguimiento de los pacientes a lo largo de su tratamiento. Esto garantizará que los pacientes reciban un apoyo continuo y una asistencia adaptada a sus necesidades.

Por último, el equipo psicosocial puede colaborar con estos profesionales especializados para garantizar una atención integral y coordinada al paciente. Esta colaboración puede ser esencial para garantizar que se tengan en cuenta todos los problemas del paciente y que la atención se adapte a sus necesidades.

Prevención

Como parte de la prevención, el equipo psicosocial puede trabajar con las mujeres embarazadas y las parejas para prevenir el estrés, la ansiedad y las dificultades sociales. Los profesionales pueden ofrecer sesiones de preparación al parto y a la paternidad centradas en los aspectos psicológicos del embarazo y el parto.

Además, el equipo puede poner en marcha iniciativas de sensibilización para informar al público sobre los diversos problemas que surgen durante el periodo perinatal y las medidas que existen para afrontarlos. Es importante recordar que el apoyo psicosocial puede ayudar a evitar complicaciones y promover una mejor calidad de vida para la madre, el padre y el niño.

Por último, el equipo también puede trabajar en colaboración con otros profesionales sanitarios y sociales para ofrecer programas de apoyo o asistencia adaptados a las necesidades de cada paciente. Por ejemplo, en casos de violencia doméstica, el equipo puede colaborar con asociaciones especializadas para ofrecer apoyo tanto psicológico como material.

La prevención es una acción importante para evitar situaciones difíciles, pero también para favorecer una atención más rápida y eficaz a las personas con dificultades. Por lo tanto, el equipo psicosocial tiene un papel importante que desempeñar en la aplicación de estas medidas preventivas.

Afrontar las situaciones que requieren la intervención de un equipo psicosocial es un reto importante para la salud maternoinfantil. Las dificultades a las que se enfrentan las mujeres durante el periodo perinatal pueden ser variadas y complejas, desde problemas psicológicos a dificultades sociales, pasando por el duelo perinatal y la violencia doméstica. El equipo psicosocial desempeña un papel crucial escuchando y apoyando a las mujeres y sus familias, así como encontrando soluciones prácticas y derivándolas a profesionales especializados. Prevenir estas situaciones también es esencial para garantizar la salud y el bienestar de las mujeres y sus hijos. Por lo tanto, debe ponerse en marcha una atención integral y adaptada a las necesidades específicas de cada mujer durante el periodo perinatal.

Trabajar en maternidad y ginecología es un campo apasionante y exigente que requiere habilidades técnicas e interpersonales específicas. Los profesionales que trabajan en este campo son responsables de atender a las mujeres embarazadas, a las parturientas y a las pacientes que sufren patologías ginecológicas.

Su trabajo consiste en prestar atención médica a las pacientes durante todo el embarazo, vigilar la salud de la madre y el bebé durante el parto, proporcionar cuidados posparto y tratar las patologías ginecológicas. También deben ayudar a las pacientes con sus planes de parto, respetando sus elecciones y deseos y garantizando al mismo tiempo su seguridad y la de su bebé.

Los profesionales de la maternidad y la ginecología deben tener una gran disponibilidad y empatía, al tiempo que deben saber gestionar las situaciones de emergencia con rapidez y eficacia. Trabajan en estrecha colaboración con un equipo multidisciplinar formado por obstetras, matronas, auxiliares de enfermería, asistentes de cuidados, psicólogos y trabajadores sociales.

Trabajar en maternidad y ginecología exige un gran rigor y sentido de la responsabilidad, pero también ofrece momentos inolvidables de felicidad cuando nace un bebé. Es una profesión apasionante, que le permite apoyar a las mujeres en uno de los momentos más importantes de su vida.